Hausaufgaben für Patienten

Herausgegeben von
Jürgen Buchbauer

Bibliografische Information der Deutschen Nationalbibliothek
Die Deutsche Nationalbibliothek verzeichnet diese Publikation in der Deutschen Nationalbibliografie; detaillierte bibliografische Daten sind im Internet über http://dnb.d-nb.de abrufbar.

Bestellnummer 1481

Titelfoto und Fotos: Oliver Hurst, Kunstlicht-Fotostudio, www.kunstlicht-fotostudio.de
GES Sportfoto, www.ges-sportfoto.de
Steffen Wiemann, TRIMEDIC

Erschienen als Band 8 der Buchreihe „Hausaufgaben für Patienten"

Druck und Verarbeitung: Medienhaus Plump GmbH, Rheinbreitbach
Printed in Germany · ISBN 978-3-7780-1481-3

Inhaltsverzeichnis

Vorwort des Herausgebers 5

Einleitung und Lesehilfe 6

1 Was ist Gelenkersatz? 7

2 Fallbeispiele 10

3 Zu welcher Zielgruppe gehöre ich? 12

4 Alltäglicher Umgang mit einem Gelenkersatz 14

4.1 Allgemeine Hinweise/Bewegungslimitierungen in der Frühphase . 14

4.2 Alltägliche Bewegungen mit Knie- oder Hüftgelenkersatz. 15

4.3 Die Rolle der Physiotherapie 19

5 Praktischer Teil 20

5.1 Alltagstraining/Sturzprophylaxe/Gangbild 23

5.2 Allgemeine Übungen 29

5.3 Übungen zur Verbesserung des Bewegungsumfangs 35

5.4 Übungen zur Verbesserung der Koordination 40

5.5 Übungen zur Kräftigung der Bein- und Gesäßmuskulatur 46

5.6 Beweglichkeit und Faszien 52

5.7 Spezielle Übungen für Sportler 57

5.8 Spezielle Übungen für das Training im Studio 61

6 Sport nach Gelenkersatz ... 66

6.1 Ist Sport nach künstlichem Gelenkersatz möglich? ... 66

6.2 Wann kann ich mit Sport anfangen? ... 67

6.3 Kann ich wieder ins Fitness-Studio gehen? ... 69

7 Geeignete Sportarten und Adaptationen bei Gelenkersatz ... 70

7.1 Prinzipien von Sport bei Gelenkersatz ... 70

7.2 Welcher Sport ist für mich geeignet? ... 73

7.3 Adaptationen der Sportarten an die Belastungen ... 75

7.3.1 Sportarten mit geringer Belastung auf Knie- und Hüftgelenke ... 76

7.3.2 Sportarten mit mäßiger Belastung auf Knie- und Hüftgelenke ... 80

7.3.3 Sportarten mit deutlicher Belastung auf Knie- und Hüftgelenke ... 84

8 Was ich schon immer über Gelenkersatz wissen wollte ... 86

8.1 Operative Behandlungsverfahren ... 86

8.2 Vorbereitung – Fragen vor der Operation ... 88

8.3 Nachsorge – Fragen nach der Operation ... 91

8.4 Wieder zu Hause – Leben mit der Prothese ... 92

8.5 Rolle der Ernährung ... 95

9 Literatur ... 96

Vorwort des Herausgebers

Die Buchreihe „Hausaufgaben für Patienten" richtet sich an den Betroffenen und dessen Angehörige. Im vorliegenden Band handelt es sich um „Hausaufgaben für Patienten mit Gelenkersatz". Dieser Band erfolgt als Teil II der Thematik in Band 7, Patienten mit Arthrose der Knie- und Hüftgelenke. Er ist für Betroffene gedacht, bei denen die Arthrose nicht zum Stillstand gebracht werden konnte und die nun ein künstliches Hüft- oder Kniegelenk benötigen. Wenn Sie bereits den Hinweisen des Bandes 7 „Hausaufgaben für Patienen mit Arthrose" folgten und sich fragen, was denn nun Neues bei künstlichen Gelenken dazu kommt, gilt folgender Hinweis: Sie können wieder alles machen, dürfen aber nicht alle Belastungsspitzen und Umfänge im Sport ausführen. Das gilt nicht für den Alltag: hier wird es wieder wie früher gehen, nur ohne Schmerzen. Das Autorenteam, welches auch den ersten Band geschrieben hat, erklärt, zu welchen Belastungsspitzen es bei bestimmten Sportarten kommt und welche Kontraindikationen es gibt. Dies ist wichtig, um das betroffene Gelenk an der Grenze zwischen Gelenkeintritt in den Knochen und deren Ränder nicht zu überlasten und somit zu lockern. Beispielsweise kann ein ehemaliger Marathonläufer nicht mehr die vielen Kilometer in der Woche absolvieren, da die Gefahr besteht, dass sich das Gelenk lockert und instabil wird. Der Umstieg auf Walking und vermehrt verschiedene Belastungen zu absolvieren, ist wesentlich besser. Die Tabellen im Buch zeigen dem Leser, was er machen kann. Patienten fragen oft, wie es mit der Beweglichkeit aussieht. Ein künstliches Kniegelenk lässt nach maximaler Ausheilung und Therapie bis 120 Grad Beugung zu, beim nichtoperierten aber gesunden Menschen sind es 20 Grad mehr. Bei einem künstlichen Hüftgelenk sollte man beachten, dass bei einem zu häufigen Übereinanderschlagen der Beine oder bei ähnlichen Bewegungen die Gefahr der Luxation besteht. Fakt ist allerdings auch: der Betroffene kann die Muskulatur um das Gelenk herum wieder aufbauen, die Beweglichkeit und Koordination verbessern. Dazu rate ich jedem Patienten und wünsche ihm dabei viel Erfolg. Sprechen Sie die Vorgehensweise mit Ihrem Arzt und Physiotherapeuten ab, dann sind Sie auf dem richtigen Weg.

Jürgen Buchbauer
Sportlehrer, Physiotherapeut
Heilpraktiker für Physiotherapie

Einleitung und Lesehilfe

Ein künstlicher Gelenkersatz ist wahrscheinlich die erfolgreichste orthopädische Operation des letzten Jahrhunderts. Durch die Verbesserungen der Prothesen, Materialien und Operationstechniken wird sie auch in diesem Jahrhundert ihren Siegeszug fortsetzen. Kaum eine Operation führt zu einer so deutlichen und sofort erkennbaren Steigerung der Lebensqualität.

Nach einer Operation bleiben bei vielen Patienten noch Fragen offen: Wann darf ich wieder voll belasten? Welche Bewegungen muss ich vermeiden? Wann darf ich wieder intensiveren Sport ausüben? Wann muss eine Prothese ersetzt werden? Was kann ich tun, um die Funktionsfähigkeit des neuen Gelenks zu erhalten?

In Kapitel 8 finden Sie zusätzlich medizinische Grundlagen rund um die Operation.

Mit dem Kauf dieses Ratgebers, der den Band 7 (Sell, Wittelsberger, Wiemann, Heeger & Bös, 2016) ergänzt, haben Sie sich eine Hilfe erworben, die all diese Fragen klären kann und Ihnen zudem viele praktische Übungen für den Alltag, zur Verbesserung Ihrer Funktions- und Leistungsfähigkeit und zur Vorbereitung Ihres sportlichen Wiedereinstiegs bietet.

Stehen Sie kurz vor einer Operation, bei der Ihnen ein künstliches Knie- oder Hüftgelenk eingesetzt werden soll? Oder wurden Sie gerade operiert und befinden sich noch in der Rehabilitationsphase bzw. wurden gerade daraus entlassen? Wurden Sie schon vor mehr als einem Jahr operiert und möchten nun wieder aktiv werden und Ihren Sport ausüben, sind sich jedoch unsicher, was Sie machen dürfen?

Für jede dieser Zielgruppen haben wir geeignete Übungen zusammengestellt. Diese Übungen steigern Ihre Funktionsfähigkeit bei alltäglichen Anforderungen, geben Ihnen ein sicheres Gefühl und Vertrauen in die Stabilität Ihres neuen Gelenks, schützen die Prothese vor einer frühzeitigen Lockerung oder bereiten Sie auf die Belastungen Ihrer Sportart vor.

Die Autoren bedanken sich ganz herzlich bei Eva Wiemann für die gründliche Durchsicht des Manuskripts und die vielen Korrekturhinweise, die die Qualität des Buches verbessert haben.

Wir wünschen Ihnen viel Spaß bei der Lektüre dieses Buches und alles Gute mit Ihrem neuen Gelenk!

Klaus Bös, Isabelle Heeger, Rita Wittelsberger,
Stefan Sell & Steffen Wiemann

1 Was ist Gelenkersatz?

Starke Schmerzen, Einschränkungen im Alltag, reduzierte Beweglichkeit, ein schwerer Unfall – dies sind die Umstände, die zu einer Operation mit Ersatz des Knie- oder Hüftgelenks führen.

Ziel der Operation ist es, Schmerzen zu reduzieren und die Aktivität im Alltag wiederzuerlangen: Eine Operation bedeutet für viele Patienten eine immense Steigerung der Lebensqualität. Danach sind die Schmerzen deutlich schwächer bzw. nicht mehr vorhanden.

Doch Vorsicht! Man kann nicht gleich Vollgas geben, sondern muss Knochen, Gewebe und Muskulatur Zeit geben, sich an das neue Gelenk und die veränderte Biomechanik zu gewöhnen. Daneben brauchen die Strukturen, die bei der Operation beschädigt wurden (Kapsel, Muskeln, Sehnen), ebenfalls eine gewisse Zeit der Heilung. Gleichzeitig hat die Muskulatur durch den meist lange bestehenden Prozess der Arthrose sowohl an Masse als auch an Funktionalität verloren.

Mit einem moderaten Bewegungstraining und gezielter, an die Wundheilung angepasster Kräftigung der umliegenden Muskulatur schützt man schon in der Frühphase nach einer Operation das neue Gelenk und vermeidet eine frühzeitige Lockerung der Prothese.

Gelenkersatz in Fakten und Zahlen

In Deutschland werden pro Jahr insgesamt rund 380 000 neue Knie- und Hüftgelenke implantiert (Endoprothesenregister Deutschland, 2014). Etwa 220 000 Patienten bekommen ein künstliches Hüftgelenk und etwa 160 000 Patienten ein neues Kniegelenk (BVMed-Medienservice, 2015).

80% der Ersteingriffe an der Hüfte und rund 96% am Knie lassen sich auf eine altersbedingte Arthrose zurückführen. Zweithäufigster Grund der Hüft-Operationen sind in 13% der Fälle Oberschenkelhalsbrüche. Rund 40% der Patienten sind bei einem Ersteingriff zwischen 70 und 79 Jahre alt. Überwiegend werden gelenkersetzende Operationen bei Frauen durchgeführt (60% der Patienten), die Männer sind seltener vertreten (40%).

Auch bei Folgeeingriffen (Revisionen) ist die Häufigkeit seit 2007 stabil und liegt bei etwa 40 000 im Jahr (Endoprothesenregister Deutschland, 2014). Die wesentlichen Gründe für einen Prothesenwechsel sind die begrenzte Standzeit und vorzeitige Komplikationen; in 90% der Fälle sind aber auch nach 15 Jahren die Hüft- und Knie-Implantate weiterhin funktionstüchtig.

Gründe für den Gelenkersatz

In Band 7 der Hausaufgaben für Patienten mit Arthrose wurden die Basismaßnahmen sowie die Maßnahmen der konservativen Therapie beschrieben.

Helfen alle konservativen Maßnahmen (schmerzlindernde Medikamente, Gewichtsreduktion, Erhöhung der Bewegung im Alltag, physiotherapeutische Maßnahmen) nicht mehr weiter und bestehen weiterhin starke Schmerzen und große Funktionseinschränkungen, ist eine Operation unumgänglich (Abb. 1). Die Operation bietet die Möglichkeit, wieder ein aktiveres und schmerzfreies Leben zu führen. Umfassende Informationen zu den Operationstechniken, Risiken und weiteren Fragen finden Sie in Kapitel 7 dieses Buches.

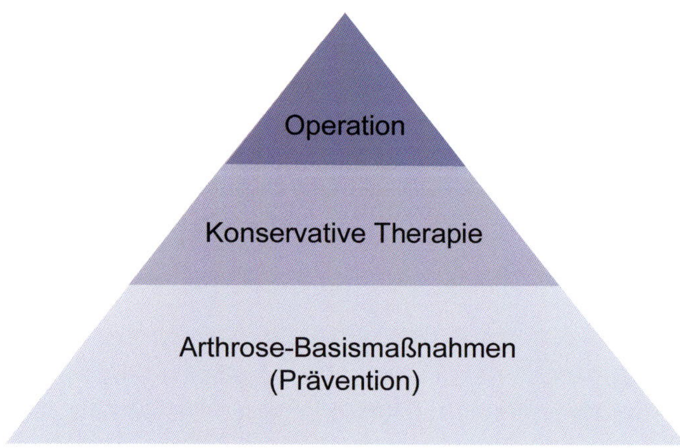

Abbildung 1: Arthrose-Behandlungspyramide

Der richtige Zeitpunkt für einen Gelenkersatz

Die Arthrose verläuft meist wellenförmig. Guten Phasen folgen schmerzhafte Episoden. In der Regel schreitet sie jedoch über die Jahre hinweg fort. Schmerz und Gelenkfunktion verschlechtern sich kontinuierlich.

Die Wahl des richtigen Operationszeitpunktes ist nicht einfach:

Bei einem frühen Operationszeitpunkt wird ein funktionell besseres Operationsergebnis (z. B. bei der Beweglichkeit) erzielt. Der relative Gewinn an Schmerzreduktion ist jedoch geringer, da der Schmerz zu diesem Zeitpunkt noch nicht so ausgeprägt ist.

Wählt man einen späteren Operationszeitpunkt, ist zwar die Schmerzreduktion deutlich größer, die Funktionsverbesserung erfolgt jedoch nicht auf ein so hohes Niveau wie bei der Wahl eines früheren Operationszeitpunktes.

Die Entscheidung über den richtigen Zeitpunkt fokussiert sich immer mehr auf die Lebensqualität, die für jeden unterschiedlich ist. Dies beinhaltet auch den persönlichen Anspruch an das Gelenk, die aktuelle Belastung und die individuellen Ziele des Patienten. Fühlt sich der Betroffene in seinem Alltag und seinen Aktivitäten zunehmend beeinträchtigt, naht die Entscheidung zu einer Operation.

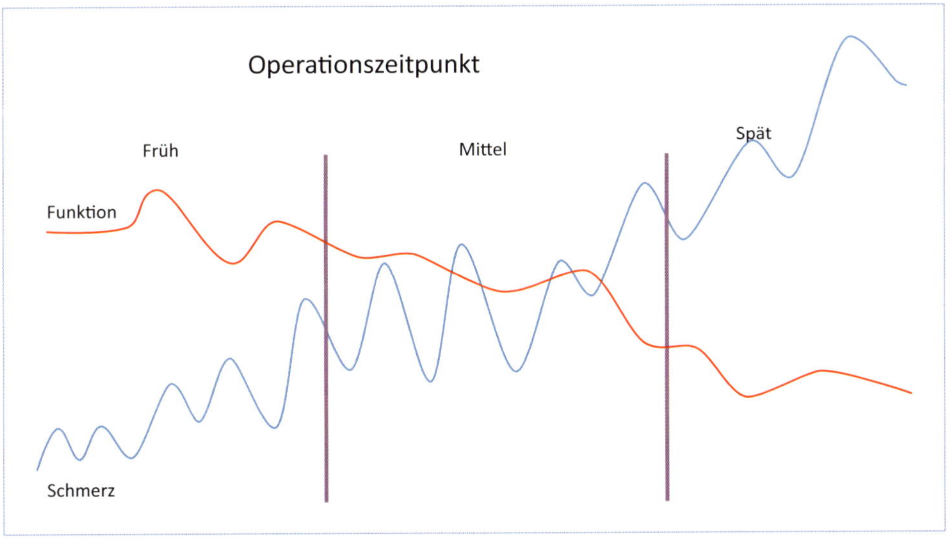

Abbildung 2: Optimaler Operationszeitpunkt

2 Fallbeispiele

Fallbeispiel 1

Dr. Herbert K., 50 Jahre alt, Zahnarzt

Beruflich ist Herr K. sehr eingespannt. Als Ausgleich trieb er regelmäßig Sport, vor allem Radfahren, und war in der Freizeit immer aktiv. Nach einem Sturz mit dem Fahrrad, bei dem er die Füße nicht rechtzeitig aus den Klickpedalen lösen konnte, zog er sich eine Trümmerfraktur des Oberschenkelkopfes zu.
Nachdem ihm ein neues Hüftgelenk implantiert wurde, führte er eine regelmäßige ambulante Rehabilitation durch. Nach 8 Wochen konnte er wieder arbeiten und nach 3 Monaten nahm er wieder sein Radtraining auf. Durch seine sportliche Aktivität vor der Verletzung war eine schnelle Wiedererlangung der persönlichen Funktions- und Leistungsfähigkeit möglich.

Fallbeispiel 2

Herr Wolfgang H., 70 Jahre, ehemaliger Handballprofi

Herr H. war schon immer sportlich sehr aktiv. Als ehemaliger Handball-Nationalspieler, Handballtrainer und Lehrer und den damit verbundenen sportlichen Höchstleistungen und hohen Belastungen kam es zu einer kontinuierlichen Abnutzung der Hüft- und Kniegelenke über die Jahre und einer Arthrose in diesen Gelenken. Nach und nach mussten sowohl beide Knie- als auch beide Hüftgelenke ersetzt werden. Dank der sportlichen Vorgeschichte, regelmäßiger Aktivität und hohen sportmotorischen Fähigkeiten war nach 6 Wochen eine volle Belastbarkeit möglich. 8 Wochen nach der Operation konnte Herr H. bereits wieder Golf spielen.

Fallbeispiel 3

Frau Claudia G., 50 Jahre, Sportlehrerin

Frau G. war aktive Siebenkämpferin und führte ihre sportliche Karriere als Leichtathletik-Kadertrainerin und Sportlehrerin weiter. Durch eine angeborene Hüftdysplasie und den Leistungssport kam es zu einer frühen Abnutzung und Arthrose der Hüftgelenke. 10 Jahre lang wurde das Fortschreiten der Erkrankung durch begleitende Physiotherapie verlangsamt und die Mobilität der Hüfte weitestgehend erhalten. Im letzten Jahr wurden Leidensdruck, Schmerz und Einschränkungen im Alltag jedoch so groß, dass sich Frau G. für ein künstliches Hüftgelenk entschloss. Drei Monate vor der Operation begann sie mit einem intensiven Vorbereitungstraining unter Einsatz von Schmerzmitteln. Nach der Operation und einer ambulanten Rehabilitationsmaßnahme war sie nach drei Monaten beruflich und sportlich wieder voll belastbar.

Fallbeispiel 4

Frau Ilse W., 86 Jahre, Rentnerin

Frau W. leidet seit 2 Jahren unter Parkinson. Vor ihrer Erkrankung war sie körperlich aktiv und altersgemäß fit und auch nach der Diagnosestellung war sie in der Lage, sich selbst zu versorgen. Vor kurzem stürzte sie jedoch in ihrem eigenen Haus und zog sich eine Schenkelhalsfraktur zu. Ihre Familie entschied sich, das Hüftgelenk ersetzen zu lassen. In der anschließenden Rehabilitationsphase wurde ihre Muskulatur gekräftigt, so dass alltagsspezifische Belastungen wie Aufstehen oder Gehen wieder möglich sind. Sie ist dank der Hüftprothese in der Lage, ihren Alltag selbständig zu meistern und kommt mit Unterstützung zuhause zurecht. Ohne die Operation wäre sie ein Pflegefall geworden.

Fallbeispiel 5

Frau Gertrud A.-B., 76 Jahre, ehemalige Lehrerin

Frau A.-B. hat nie aktiv Sport getrieben. Vor 7 Jahren wurden die gewöhnlichen Zipperlein stärker und Frau A.-B. entschied sich, therapeutische Leistungen in Anspruch zu nehmen. Über die Jahre wurden die Beschwerden im unteren Rücken und der Hüfte immer stärker. Im letzten Herbst wurde dann eine zementfreie Hüftprothese auf der rechten Seite eingebaut. Mit einer physio- und sporttherapeutischen Behandlung einmal pro Woche geht es nun nach 6 Monaten langsam aufwärts.

3 Zu welcher Zielgruppe gehöre ich?

Die folgende Checkliste dient Ihnen als Orientierungshilfe, auf welchem Funktions- und Aktivitätsniveau Sie sich befinden. Im praktischen Teil finden Sie spezielle Übungen bei Knie- oder Hüftgelenkersatz. Diese Übungen sind in verschiedene Schwierigkeitsstufen unterteilt. Steigen Sie bei der empfohlenen Stufe ein. Falls Sie gut damit klarkommen, steigern Sie die Belastung langsam in die nächsthöhere Stufe.

Checkliste

Bitte kreuzen Sie alle Angaben an, die auf Ihre aktuelle Situation zutreffen.

Zeitpunkt

In welcher Phase nach/vor einer gelenkersetzenden Operation befinden Sie sich?

Vor einer gelenkersetzenden Operation	1
Frühphase nach einer Operation (bis 6 Monate)	0
Spätphase nach einer Operation (mehr als 6 Monate)	2

Aktivitätsniveau

Wie viel Sport treiben Sie bzw. wie regelmäßig bewegen Sie sich?

Kein Sport – wenig Bewegung im Alltag	0
Kein Sport – regelmäßige Bewegung im Alltag	1
Regelmäßiger Sport	2

Gangbild

Bestehen noch Einschränkungen Ihres Ganges?

Mein Gangbild ist frei und flüssig	1
Ich benötige keine Gehstützen	1
Ich muss mich nicht auf das Gehen konzentrieren	1
Meine Umgebung erkennt nicht mehr, dass ich „anders" laufe	1
Ich kann zügig gehen und meine Arme mitschwingen	1
Ich habe Vertrauen in mein neues Gelenk und ein stabiles Gefühl	1
Beim Treppensteigen kann ich eine Stufe nach der anderen nehmen, ohne das Geländer zu gebrauchen	1

Auswertung

Bitte zählen Sie alle Punkte zusammen. Die speziellen Übungen zur Kräftigung der gelenkumgebenden Muskulatur im Praxisteil sind in drei Stufen eingeteilt. Die Auswertung dient als Orientierungshilfe, mit welcher Stufe Sie beginnen können.

Punkte	Beschreibung	Stufe
0–3 Punkte	Sie wurden gerade operiert und haben noch Einschränkungen im Gangbild und bei Anforderungen des Alltags. Ihr Operateur hat Ihnen Bewegungslimitierungen empfohlen. Ihre Sturzgefahr ist erhöht. → *Zum alltäglichen Umgang mit dem Gelenkersatz erfahren Sie mehr in Kapitel 4. Im Praxisteil (Kapitel 5) sind für Sie folgende Übungen empfehlenswert: Alltagstraining (Kap. 5.1), die allgemeinen Übungen zur Rumpfkräftigung (Kap. 5.2), die Übungen zur Verbesserung des Bewegungsumfangs (Kap. 5.3), die Übungen zur Verbesserung der Koordination (Kap. 5.4) und zur spezifischen Kräftigung der gelenkumgebenden Muskulatur des betroffenen Gelenks (Kap. 5.5).* **Beginnen Sie jeweils mit Stufe A.**	A
4–8 Punkte	Eine gelenkersetzende Operation steht bevor. Oder Sie wurden bereits operiert, waren bisher sportlich aktiv und sind schon wieder fit genug, um alltägliche Aufgaben ohne Einschränkungen zu verrichten. Ihr Gangbild ist nahezu normal. → *In Kapitel 5 empfehlen wir Ihnen Übungen zur Rumpfkräftigung (Kap. 5.2) und Übungen zur Verbesserung der Koordination (Kap. 5.4) und zur spezifischen Kräftigung der gelenkumgebenden Muskulatur des betroffenen Gelenks (Kap. 5.5).* **Beginnen Sie jeweils mit Stufe B.**	B
9–11 Punkte	Ihre gelenkersetzende Operation ist mindestens 6 Monate her. Sie treiben schon wieder regelmäßig Sport oder sind im Alltag aktiv. Ihr Gangbild ist flüssig und Sie sind körperlich fit. → *In Kapitel 5 finden Sie Übungen, mit denen Sie typische Defizite nach Knie- oder Hüftgelenkersatz ausgleichen können. Falls Sie Ihre gewohnte Sportart wieder ausführen möchten, führen Sie die Übungen in Kapitel 5.7 durch. Zu geeigneten Sportarten bei künstlichem Knie- oder Hüftgelenk und Modifikationen Ihrer Sportart finden Sie Hinweise in Kapitel 8.* **Beginnen Sie jeweils mit Stufe B und steigern Sie, wenn möglich auf Stufe C.**	C

4 Alltäglicher Umgang mit einem Gelenkersatz

4.1 Allgemeine Hinweise/Bewegungslimitierungen in der Frühphase

Hüft-TEP

Bei der Operation muss die Kapsel, welche das Hüftgelenk umschließt und ihm Stabilität verleiht, eröffnet und zum Teil entfernt werden. Bis die Gelenkkapsel ausreichend verheilt und zusammengewachsen ist, dauert es sechs bis acht Wochen. In dieser Zeit besteht ein erhöhtes Risiko, dass sich der Hüftkopf aus der Pfanne auskugelt. Deshalb sollten alle riskanten Bewegungen vermieden werden, die ein Auskugeln mit sich bringen können. Halten Sie sich bitte unbedingt an die Anweisungen des Operateurs. Falls Sie keine Vorgaben erhalten haben, gelten folgende allgemeine Hinweise innerhalb der ersten acht Wochen nach einer Operation:

Beugen Sie das Hüftgelenk nicht über 90°.

Bringen Sie das operierte Bein nicht über die Körpermitte, d. h. nicht über das gesunde Bein hinaus (Beine nicht übereinander schlagen).

Drehen Sie das operierte Bein nicht nach außen und vermeiden Sie Rotationen im Oberkörper.

Knie-TEP

Nach einer Kniegelenk-Operation müssen Sie keine speziellen Bewegungslimitierungen beachten. Gibt es Bewegungen, die aufgrund von Schmerzen nicht durchführbar sind, vermeiden Sie diese während der ersten Wochen (Treppensteigen, Knien). Legen Sie sich beim Ausruhen kein Kissen in die Kniekehle. Dieses würde verhindern, dass Sie die volle Streckung Ihres Knies wiedererlangen.

4.2 Alltägliche Bewegungen mit Knie- oder Hüftgelenkersatz

Anziehen

Wurden Sie an der Hüfte operiert, müssen Sie auch beim Anziehen beachten, dass Sie Ihr Bein nicht über die Körpermitte nach innen führen. Schuhe können Sie am besten mit einem Schuhlöffel anziehen, bei den Socken hilft Ihnen ein Strumpf-Anzieher.
Mit Kniegelenkersatz können Sie diese Hilfsmittel ebenfalls benutzen, da die Beweglichkeit im Kniegelenk zu Beginn noch eingeschränkt ist.

Liegen/Schlafen

Mit künstlichem Kniegelenk brauchen Sie beim Schlafen oder Liegen nichts zu beachten. Sollten in einer bestimmten Position Schmerzen auftreten, versuchen Sie, diese zu vermeiden. Ungünstig ist es, einen Keil oder ein Kissen unter das operierte Knie zu legen, da dies die Kniebeweglichkeit verschlechtern kann.

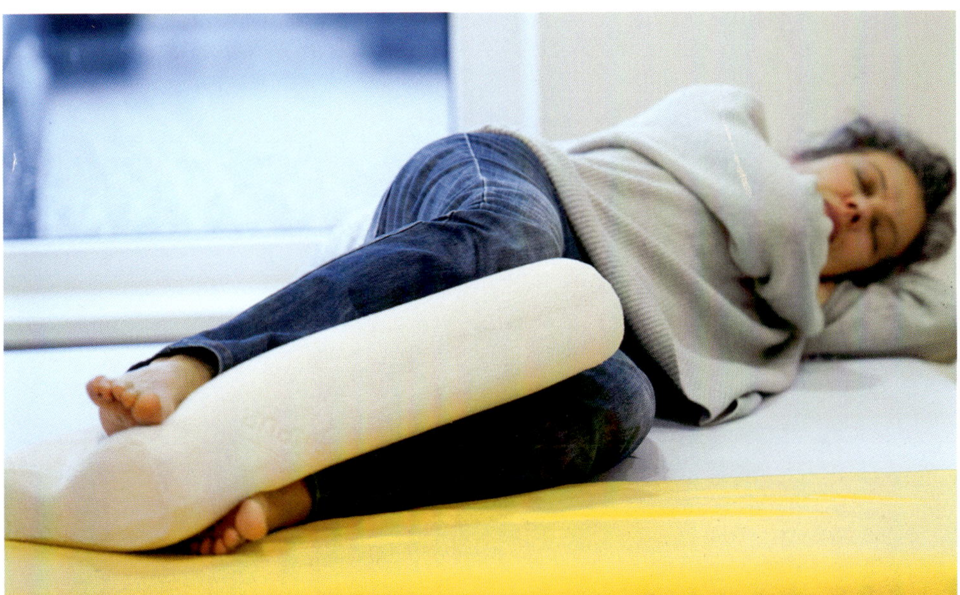

Bild 1: Liegen mit Hüftgelenkersatz

Sollten Sie ein künstliches Hüftgelenk erhalten haben, müssen Sie die ersten sechs bis acht Wochen bestimmte Bewegungen vermeiden, da die Kapsel noch nicht fest genug mit dem Gelenk verwachsen ist und die Gefahr des Auskugelns besteht. Anfangs sollten Sie nur auf dem Rücken liegen, dabei jedoch die Beine nicht übereinander schlagen, das operierte Bein nicht über die Körpermitte nach innen bewegen und die Füße nicht nach außen drehen. Nach etwa zwei bis vier Wochen können Sie wieder in Seitenlage schlafen. Führen Sie jedoch auch hier das operierte Bein nicht über die Körpermitte über das andere Bein. Legen Sie sich ein festes Kissen zwischen die Beine.

Sitzen

Wegen des Auskugelungsrisikos sollte eine Hüftbeugung von mehr als 90 Grad in den ersten 12 Wochen nach einer Hüftoperation vermieden werden. Tiefe Sitzmöbel (Couch) sollten in der ersten Zeit durch Unterlegen von Kissen angepasst werden. Auf Stühlen hilft das Unterlegen von Sitzkeilen. Tiefe Toiletten kann man in der ersten Zeit nach der Operation mit Toilettensitzerhöhungen anpassen.

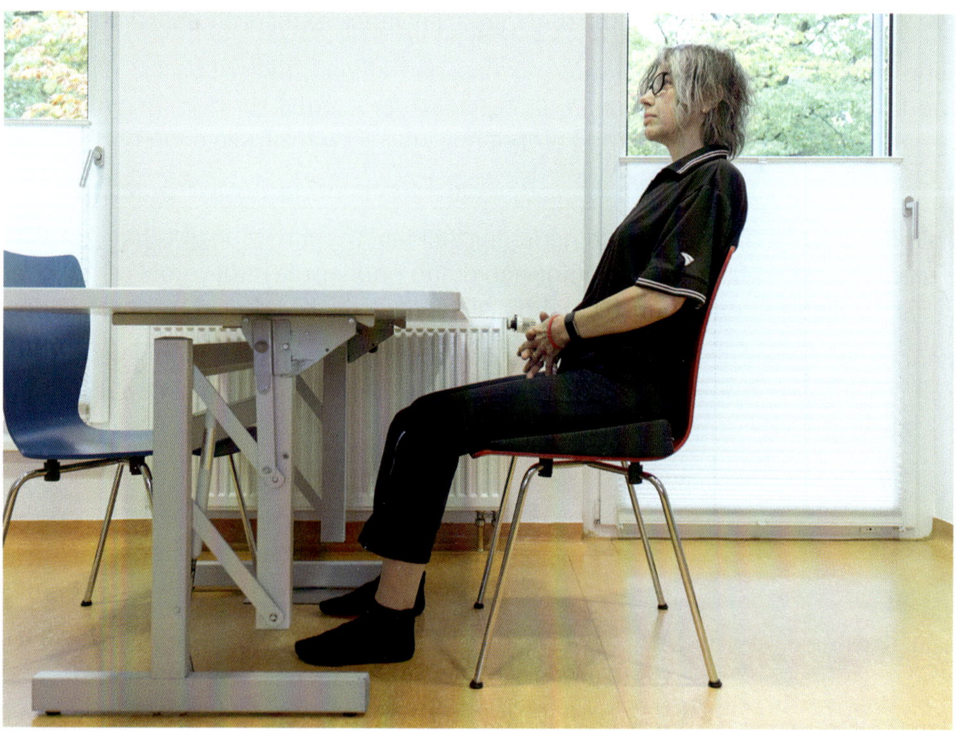

Bild 2: Sitzen bei Hüftgelenkersatz

Bücken/Knien

Mit künstlichem Kniegelenk sollten Sie sich in der ersten Heilungsphase (ca. acht Wochen) nicht hinknien, da dadurch die frische Wunde belastet wird.
Mit einem künstlichen Hüftgelenk müssen Sie in den ersten ca. acht Wochen beachten, dass Sie beim Bücken den rechten Winkel zwischen Oberkörper und Oberschenkel keinesfalls übertreffen. Strecken Sie das operierte Bein weit nach hinten und bücken Sie sich nur über das gesunde Bein. Knien dürfen Sie, sobald Sie das operierte Bein voll belasten dürfen.

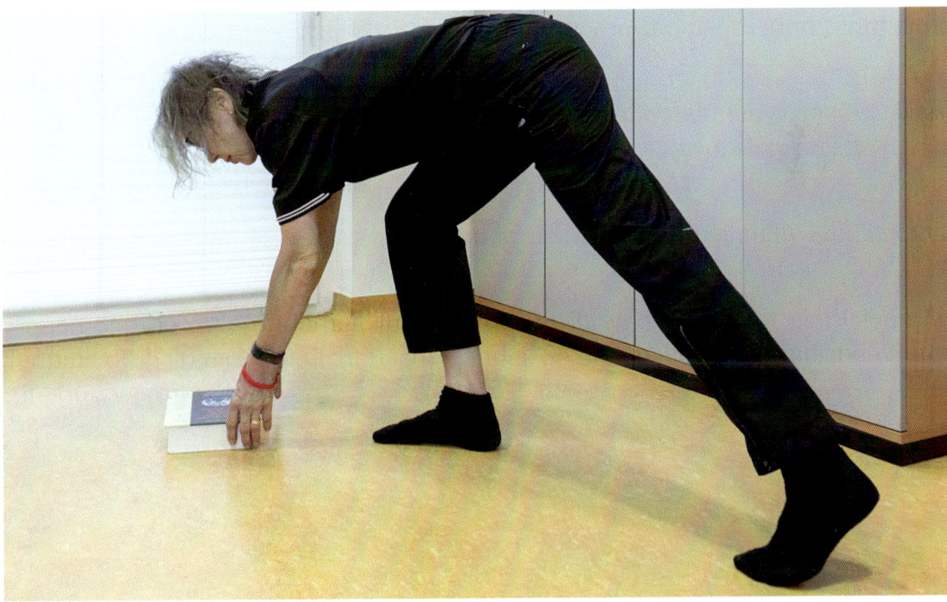

Bild 3: Bücken bei Hüftgelenkersatz

Autofahren

Um andere Verkehrsteilnehmer nicht zu gefährden und ein Ausrenken zu vermeiden, sollten Sie frühestens 6 Wochen nach einer Operation selbst fahren.

Sitzposition

Insbesondere nach einer Hüftprothese ist in vielen Fahrzeugen die tiefe Sitzposition das Problem, da es hierbei es zu einer Beugung der Hüfte auf über 90° kommt. Dies kann ein Risiko in der Anfangsphase darstellen. Hier eignen sich besser Fahrzeuge mit hoher Sitzposition, wie dies in manchen SUV oder Vans gegeben ist. Ungeeignet für die Anfangsphase sind Sportfahrzeuge mit sehr tiefer Sitzposition.

Ein-/Aussteigen aus dem Fahrzeug

Auch hier haben es Patienten nach künstlichem Kniegelenk einfacher, da dies mit keinem Risiko verbunden ist. Bei Patienten mit künstlichem Hüftgelenk wird dies in den Reha-Kliniken eingeübt. Sprechen Sie bewusst Ihren Therapeuten darauf an! Als Beifahrer ist es einfacher, wenn der Sitz möglichst weit nach hinten verschoben ist. Stellen Sie sich mit dem Rücken zur geöffneten Tür und setzen sie sich langsam. Heben sie Ihre Beine nacheinander ins Auto.

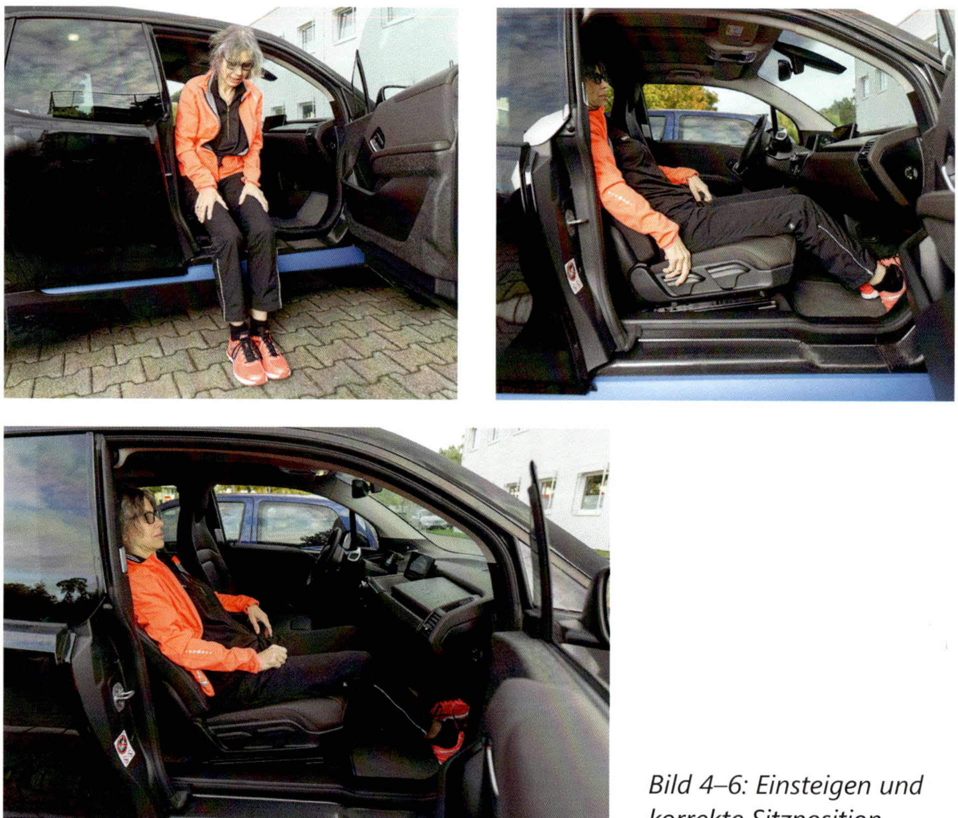

Bild 4–6: Einsteigen und korrekte Sitzposition

Heben/Tragen/Einkauf

Versuchen Sie nach einer Operation keine schweren Dinge zu tragen (Getränkekisten, Einkaufskorb, Tasche). 20% des eigenen Körpergewichts dürfen jedoch ohne Einschränkung, am besten rumpfnah, getragen werden. Beim Einkaufen empfiehlt es sich, einen Einkaufswagen zu benutzen und sich beim Tragen der Einkaufstaschen Hilfe zu holen.

4.3 Die Rolle der Physiotherapie

Vor einer Operation dient die physiotherapeutische Behandlung in erster Linie der Verbesserung der Beweglichkeit und der Reduktion von funktionellen Einschränkungen.

In der Frühphase nach der Operation werden mit Hilfe physiotherapeutischer Maßnahmen die Schmerzen und die Schwellung reduziert, die Beweglichkeit verbessert, die Muskelpumpe angeregt, die Narbe behandelt, die Anspannungsfähigkeit der Muskulatur angebahnt und das Gangbild normalisiert.

Ab der 4. Woche werden alltägliche Bewegungen wie Sitzen, Aufstehen, Treppen steigen verbessert und weiterhin die Muskeln gedehnt, schmerzhafte Triggerpunkte behandelt sowie die Gelenkmobilität erhöht.

Ab der 12. Woche wird die Kraftübertragung vom Rumpf auf die Beinachse geübt (auch mit höheren Gewichten und höheren Geschwindigkeiten) und eventuell bestehende Begleitproblematiken behandelt.

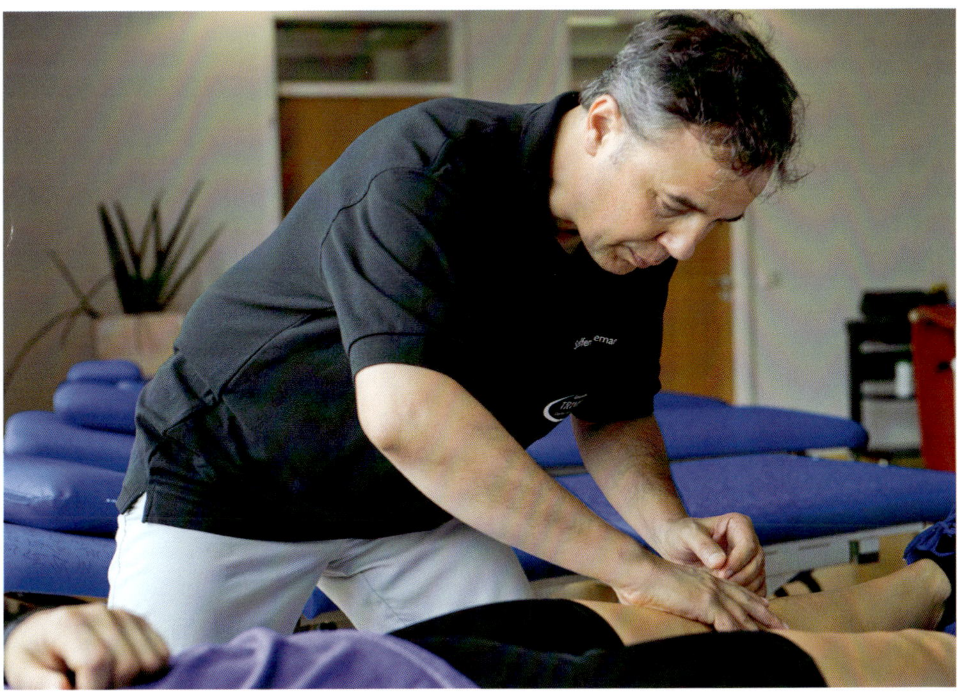

Bild 7: Physiotherapeutische Behandlung

5 Praktischer Teil

Für ein Gelenk ist die umgebende Muskulatur wichtig, um vor Überlastungen zu schützen und das Gelenk im Alltag, bei Bewegungen und beim Sport zu stabilisieren. Auch bei einem künstlichen Gelenk spielt die gelenkumgebende Muskulatur eine wichtige Rolle. Ist diese Muskulatur ausreichend gekräftigt, verbessert dies die Funktion und Stabilität des Gelenks und schützt vor einer vorzeitigen Lockerung der Prothese. Zu schwache oder zu schnell ermüdende Muskeln führen zu einer Erhöhung der Gelenkbelastung und zu Auffälligkeiten im Gangbild.

Der Grund für den Einsatz eines künstlichen Gelenks ist meist eine vorangegangene Arthrose. Durch schmerzbedingte Schonhaltungen und operationsbedingte Weichteil-Verletzungen kommt es zu so genannten Kapselmustern. Dies sind Verkürzungen, Bewegungseinschränkungen und muskuläre Abschwächungen, die für ein bestimmtes Verletzungsbild typisch sind. Bei Hüftarthrose sind meist die Muskulatur der Oberschenkelaußenseite und die Gesäßmuskeln zu schwach.

Bei Kniearthrose ist vor allem die Muskulatur der Oberschenkelvorderseite abgeschwächt.

Vor einer Operation

Eine reibungslose Operation und die schnelle Heilung danach können beeinflusst werden: Ein guter allgemeiner Gesundheitszustand, eine gute körperliche Konstitution und eine Reduktion von Übergewicht beschleunigen die Regeneration und den Aufbau nach der Operation, so dass Sie schneller wieder fit und leistungsfähig in Alltag und Beruf sind.

Gezielter Muskelaufbau vor der Operation, funktionelles Training und eine Verbesserung der Propriozeption schaffen die besten Bedingungen für das neue Gelenk. Ein tägliches Bewegungsprogramm in den Wochen vor der Operation erhöht die Sauerstoffversorgung und fördert die Durchblutung und den Zellstoffwechsel.

Eine optimale Ernährung und Versorgung mit Vitaminen und Spurenelementen erhöhen die Geschwindigkeit der Wundheilung und beugen Entzündungsprozessen nach der Operation vor.

Moderate Bewegung wie Gymnastik, Aqua-Jogging, Schwimmen oder Radfahren in Verbindung mit Physiotherapie, gesunder Ernährung und Reduktion von Alkohol und Nikotin sind die besten Voraussetzungen für eine gelungene Operation.

In der Frühphase nach einer Operation

Bereits wenige Stunden nach der Operation ist eine erste Gelenkbelastung möglich. Dies fördert den Kreislauf und unterstützt damit die Heilung.

In der Frühphase ist es wichtig, sich an die Vorgaben des Operateurs zu halten und nicht zu schnell die Belastung zu erhöhen. Die Phasen der Wundheilung und Bewegungslimitierungen sollten unbedingt eingehalten werden. In den meisten Fällen darf das operierte Bein direkt nach der Operation voll belastet werden.

Übungen zur Verbesserung der Beweglichkeit, der Balance und des Gangbildes, Steigerung der Ausdauerleistungsfähigkeit und moderate Übungen zur Kräftigung der gelenkumgebenden Muskulatur und zur Funktion im Alltag verbessern die Koordination und Kraft. In der Frühphase wird so das Verletzungs- und Sturzrisiko reduziert.

In der Spätphase nach einer Operation

6 Monate nach einer Gelenkersatzoperation ist die Prothese eingewachsen, die Wunden sind verheilt und alle Bewegungen wieder möglich.

In der Spätphase ist es wichtig, die Muskulatur um das neue Gelenk sowie Nachbargelenke zu kräftigen. In Studien hat sich gezeigt, dass die Lockerungsrate geringer ist, wenn der Patient regelmäßig aktiv ist (Thorey, 2016).

Durch die vorher bestehende Arthrose kommt es zu einem Aktivierungsdefizit und zur Hemmung von bestimmten Muskeln. Dieses Kraftdefizit muss in der Spätphase ausgeglichen werden, um ein harmonisches Gangbild und eine volle Funktions- und Leistungsfähigkeit zu erhalten.

Sportliche Aktivität

Auch bei jüngeren und aktiven Patienten ist nicht ausgeschlossen, dass sich eine Indikation ergibt, die einen Gelenkersatz erforderlich macht. Die meisten dieser Patienten möchten nach der Operation wieder aktiv sein und ihren gewohnten

Sport ausüben. Der Operateur sollte bei der Wahl des Implantats und Materials sowie bei der Wahl des chirurgischen Zugangs auf die Art der Beanspruchung bei der ausgeübten Sportart Rücksicht nehmen. Nach der Operation sind beinahe alle Aktivitäten und Sportarten wieder möglich. Wichtig ist jedoch, dass die gelenkumgebende Muskulatur ausreichend gekräftigt ist und das Gelenk schützen und stabilisieren kann.

Abstufung der Übungen		Zielgruppe
Teil 1	Alltagstraining zur Kräftigung der Beinmuskulatur	▸ Vor einer Operation ▸ Frühphase nach Operation
Teil 2	Allgemeine Übungen zur Kräftigung des Rumpfes	▸ Vor einer Operation ▸ Frühphase nach Operation ▸ Spätphase nach Operation ▸ Sportlich Aktive
Teil 3	Koordination/ Sturzprophylaxe/ Gangbild Schwierigkeitsstufe A B C	▸ Vor einer Operation ▸ Frühphase nach Operation ▸ Spätphase nach Operation ▸ Sportlich Aktive
Teil 4	Spezielle Übungen bei Knieprothese Schwierigkeitsstufe A B C	▸ Vor einer Operation ▸ Frühphase nach Operation ▸ Spätphase nach Operation ▸ Sportlich Aktive
Teil 5	Spezielle Übungen bei Hüftprothese Schwierigkeitsstufe A B C	▸ Vor einer Operation ▸ Frühphase nach Operation ▸ Spätphase nach Operation ▸ Sportlich Aktive
Teil 6	Im Studio	▸ Vor einer Operation ▸ Spätphase nach Operation ▸ Sportlich Aktive

Der nun folgende praktische Teil hilft Ihnen, gezielt die gelenknahe Muskulatur zu trainieren, defizitäre Muskeln zu kräftigen, typische Bewegungseinschränkungen zu reduzieren und alle weiteren Muskeln, die für die Funktion des neuen Gelenks von Bedeutung sind, aufzubauen.

Kombinieren Sie die Übungen aus allen Bereichen. Beweglichkeit, Kraft der gelenkumgebenden Muskulatur und des Rumpfes, Koordination und Faszientraining sind gleichermaßen wichtig für eine optimale Funktion des neuen Gelenks. Sie finden in jedem Kapitel Empfehlungen zur Häufigkeit des Trainings.

5.1 Alltagstraining/Sturzprophylaxe/Gangbild

Das Alltagstraining ist vor allem für Patienten geeignet, die eine Operation gerade hinter sich haben. In verschiedenen Situationen im Alltag lassen sich Übungen integrieren, welche die Muskulatur trainieren, die Koordination verbessern, die Sturzgefahr verringern und die Funktion des Gelenks steigern. Die Übungen können jeden Tag durchgeführt werden.
Zur Vermeidung eines Schongangs ist es wichtig, beide Seiten gleichmäßig zu belasten. Versuchen Sie zu Beginn, immer mit beiden Gehstützen zu gehen. So gewöhnen sie sich kein „Humpeln" an und schonen das operierte Weichteilgewebe. Sobald Sie sich sicher und kräftig genug fühlen und ohne Gangunsicherheiten sowie sichtbare Auffälligkeiten gehen können, lassen Sie die Stützen weg.

5.1.1 Wadenheben an einem Stuhl

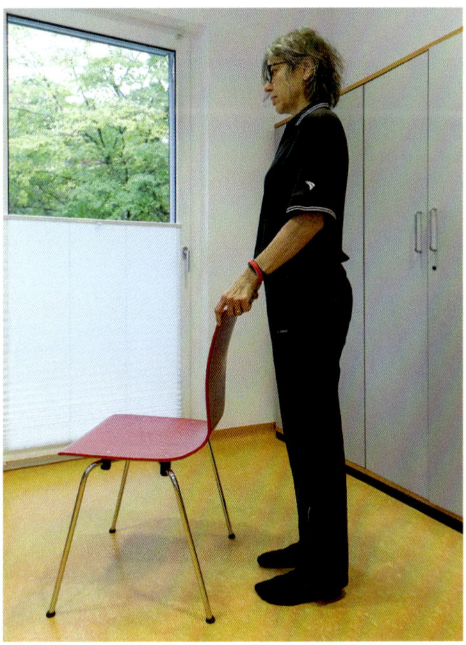

Bild 8: Ausgangsposition

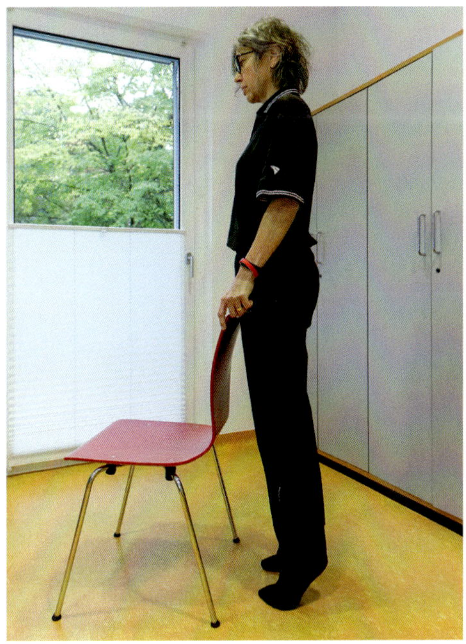

Bild 9: Endposition

Stellen Sie sich hinter einen Stuhl und halten Sie sich an der Stuhllehne fest. Drücken Sie sich nun auf die Zehenspitzen, halten Sie diese Position für 1–2 sec und senken Sie Ihr Gewicht dann langsam wieder ab.
Wiederholen Sie diese Übung 15-mal (3 Durchgänge).

5.1.2 Abduktion an einem Stuhl

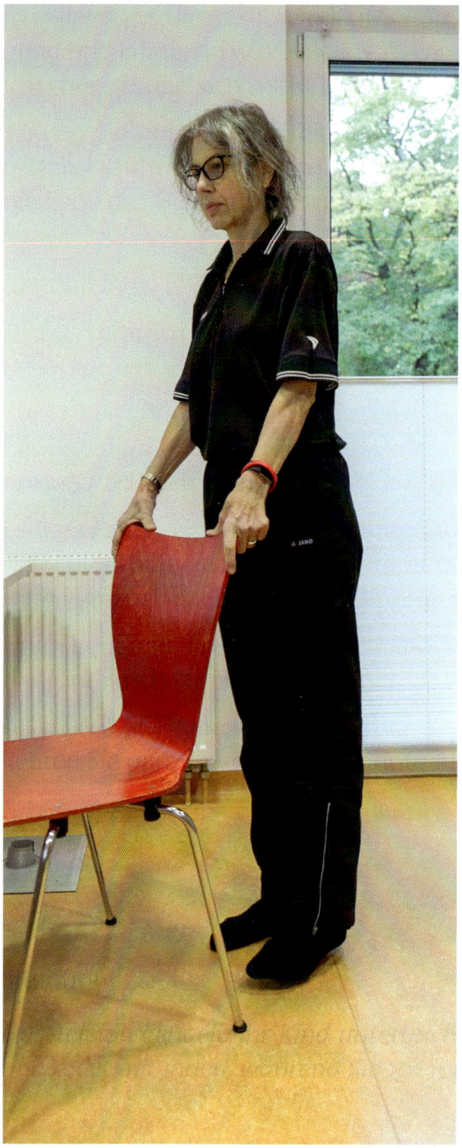

Bild 10: *Ausgangsposition*

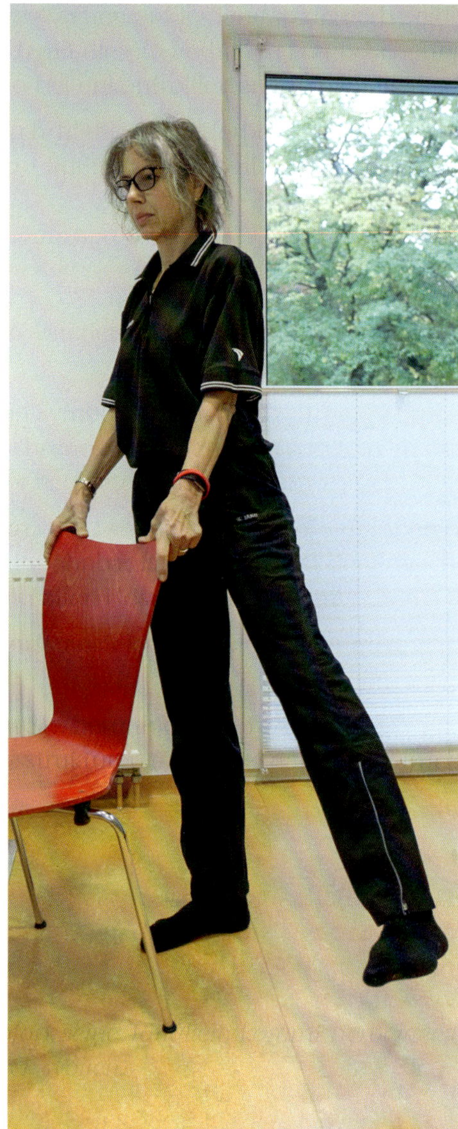

Bild 11: Enposition

Stellen Sie sich hinter einen Stuhl und halten Sie sich an der Stuhllehne fest. Führen Sie nun ein Bein zur Seite, halten Sie diese Position für 1–2 sec und senken Sie es langsam wieder ab.
Wiederholen Sie diese Übung 15-mal (2 Durchgänge auf jeder Seite).

5.1.3 Hüftpendel an einem Stuhl

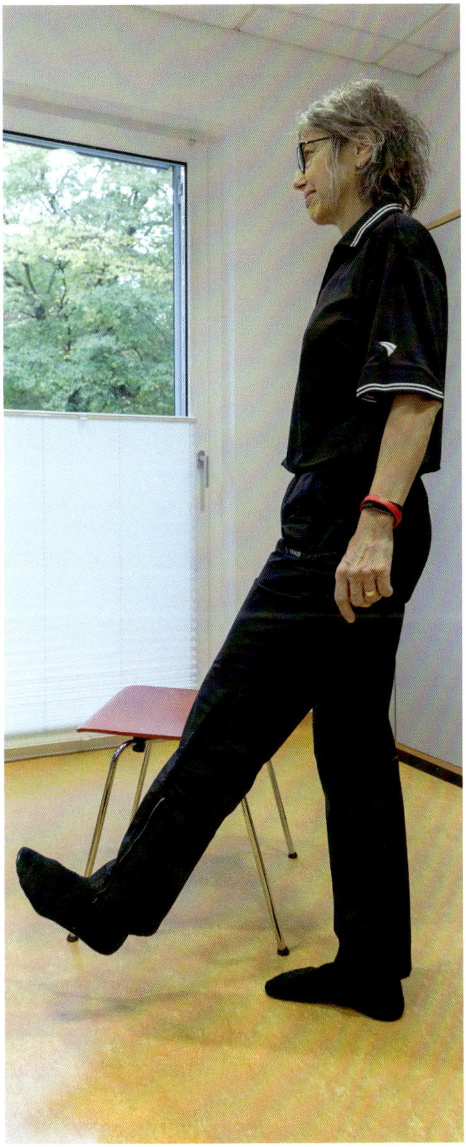

Bild 12: Ausgangsposition

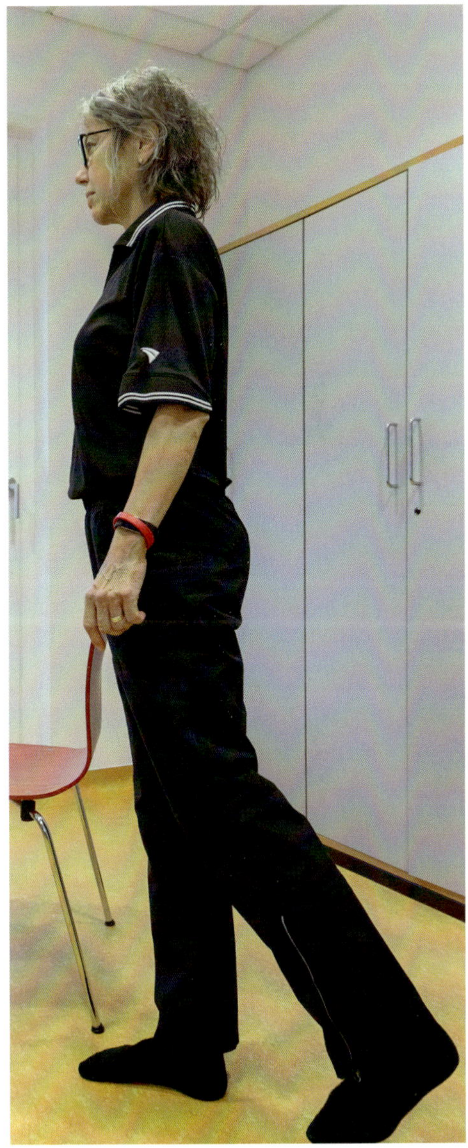

Bild 13: Enposition

Stellen Sie sich seitlich von einem Stuhl auf ein Bein. Führen Sie nun ein Bein im Wechsel nach hinten und nach vorne.

Wiederholen Sie diese Übung 15-mal (2 Durchgänge auf jeder Seite).

5.1.4 Kniebeuge

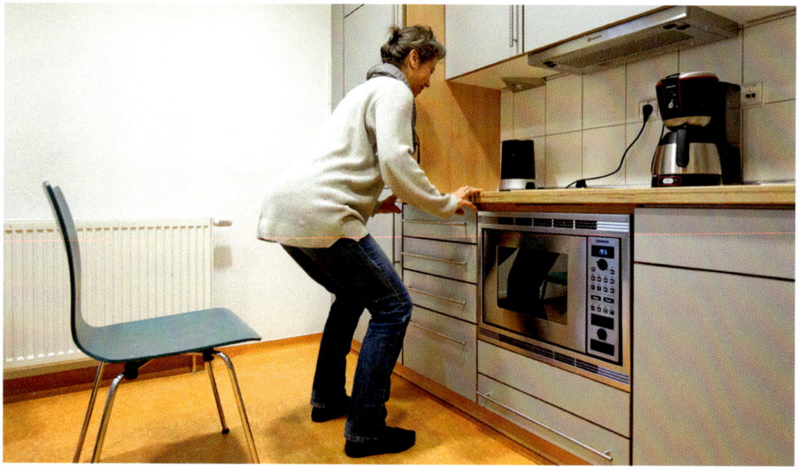

Bild 14: Kniebeuge

Halten Sie sich an der Arbeitsplatte der Küche, einem Waschbecken o. Ä. fest. Schieben Sie nun ihr Gesäß weit nach hinten. Halten Sie die tiefste Position für 1–2 sec.
Wiederholen Sie diese Übung 15-mal (3 Durchgänge).

5.1.5 Koordination beim Zähneputzen

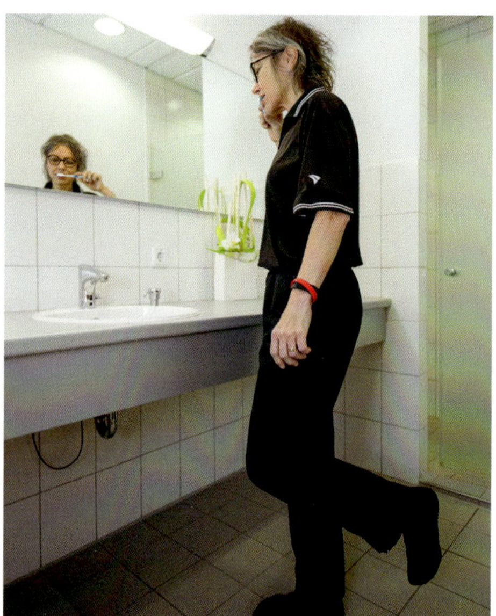

Stellen Sie sich beim Zähneputzen auf ein Bein und versuchen Sie, das Gleichgewicht zu halten. Klappt dies gut, können Sie zusätzlich die Augen schließen. Wechseln Sie immer die Seite und versuchen Sie, jeweils 30 sec stehen zu bleiben.

Bild 15: Zähneputzen einbeinig

5.1.6 Kniestreckung sitzend

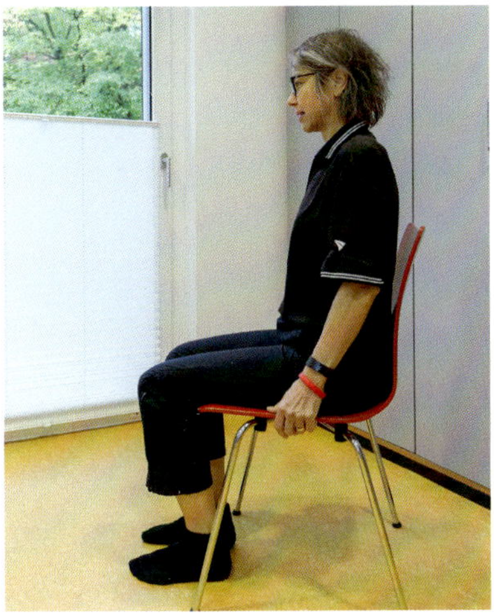

Bild 16: Ausgangsposition

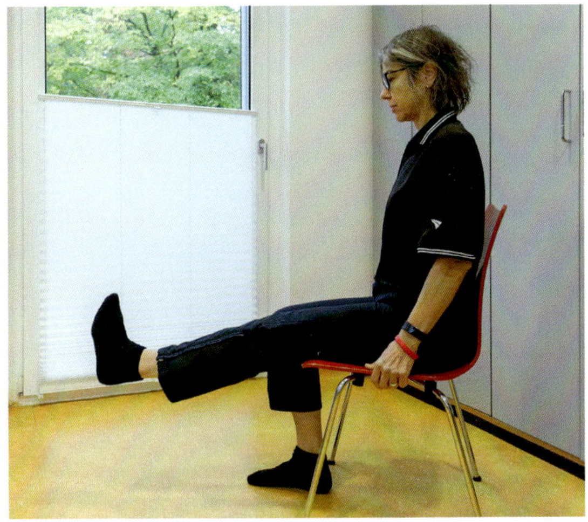

Bild 17: Endposition

Setzen Sie sich auf einen Stuhl. Führen Sie nun ein Bein nach oben in die Streckung und halten Sie diese Position für 1–2 sec. Der Oberschenkel bleibt auf dem Stuhl liegen und hebt nicht ab.
Wiederholen Sie diese Übung 15-mal (2 Durchgänge auf jeder Seite).

5.1.7 Fußhebemuskulatur liegend

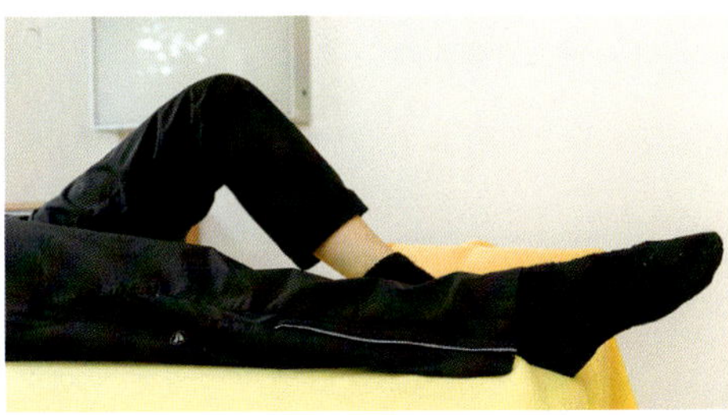

Bild 18: Ausgangsposition

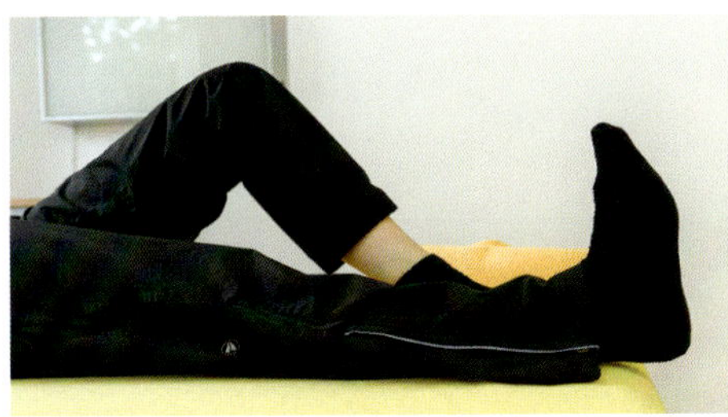

Bild 19: Endposition

Legen Sie sich auf die Couch, das Bett oder auf den Boden. Strecken Sie ein Bein aus. Das andere Bein wird locker aufgestellt. Ziehen Sie nun die Fußspitze des ausgestreckten Beines so weit wie möglich Richtung Oberkörper. Halten Sie die Anspannung für 1–2 sec.
Wiederholen Sie diese Übung 15-mal (2 Durchgänge auf jeder Seite).

5.1.8 Rücken- und Gesäßtraining liegend

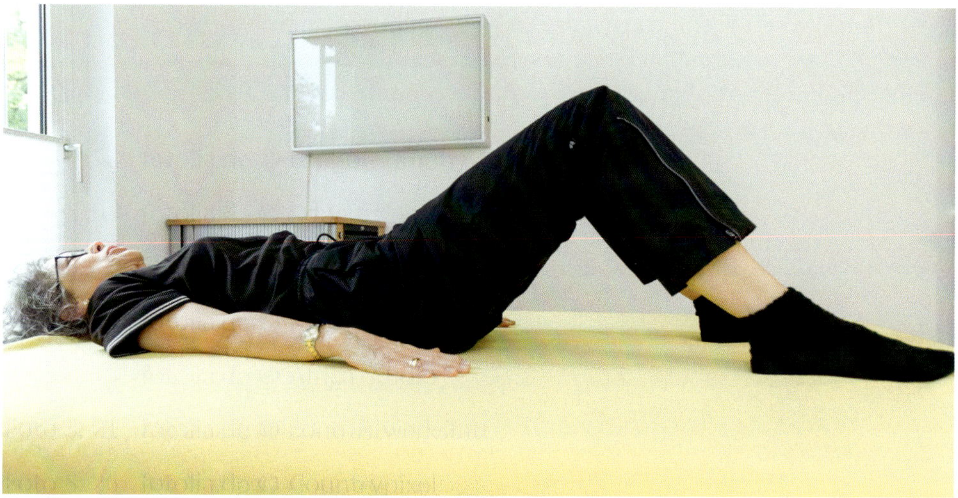

Bild 20: Ausgangsposition

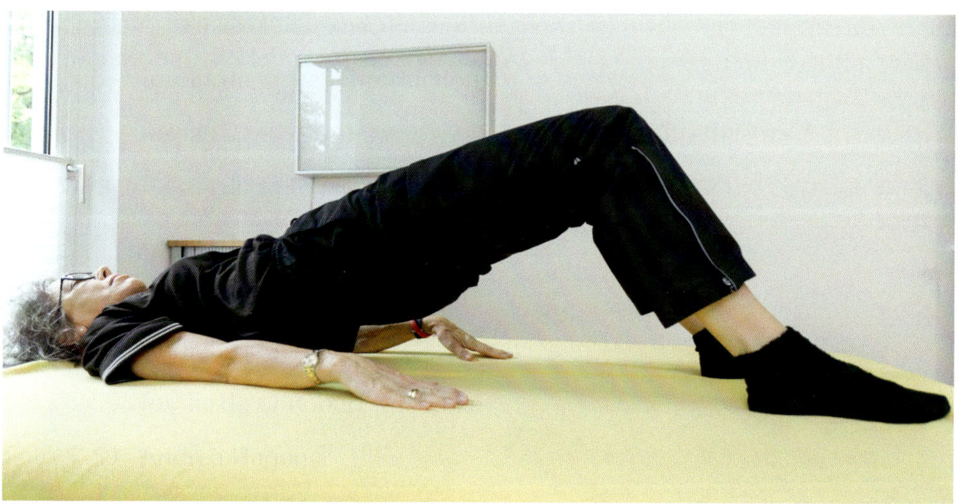

Bild 21: Endposition

Legen Sie sich auf die Couch, das Bett oder auf den Boden. Stellen Sie die Füße auf, die Knie sind gebeugt. Heben Sie nun die Hüfte vom Boden an, bis der Oberkörper und die Oberschenkel eine Linie bilden. Halten Sie diese Position für 1–2 sec. Senken Sie dann die Hüfte wieder ab, bis sich das Gesäß kurz vor der Unterlage/dem Boden befindet.
Wiederholen Sie diese Übung 15-mal (3 Durchgänge).

5.2 Allgemeine Übungen

Der lange chronische Verlauf vor einer Operation führt dazu, dass das betroffene Gelenk geschont wird. Es kommt zu Ausweich- und Kompensationsbewegungen in den benachbarten Gelenken. Eine fehlende Bewegung im Hüftgelenk wird beispielsweise durch eine verstärkte Bewegung der Lendenwirbelsäule ausgeglichen. Dies kann dazu führen, dass Muskeln überlastet werden, sich verspannen oder umliegende Gelenke überbeweglich werden. Häufige Folgen sind Rückenschmerzen, welche sich durch die anschließenden Übungen reduzieren oder vermeiden lassen. Führen Sie diese Übungen dreimal wöchentlich durch.

Ein zusätzlich durchgeführtes Ausdauertraining hilft, weitere gesundheitliche Risikofaktoren zu reduzieren (Herz-Kreislauf-Erkrankungen, Übergewicht, Diabetes, Schlaganfall, Krebs, Osteoporose). Es reicht schon, sich regelmäßig, am besten täglich, zu bewegen. Spazierengehen, Radfahren, Schwimmen – versuchen Sie, möglichst viel Bewegung in Ihren Alltag zu integrieren.

Die folgenden Übungen sind für alle geeignet, sowohl für Patienten nach einer Knie- oder Hüftoperation als auch Patienten vor einer Operation.

5.2.1 Rückenstabilisation mit Pezziball

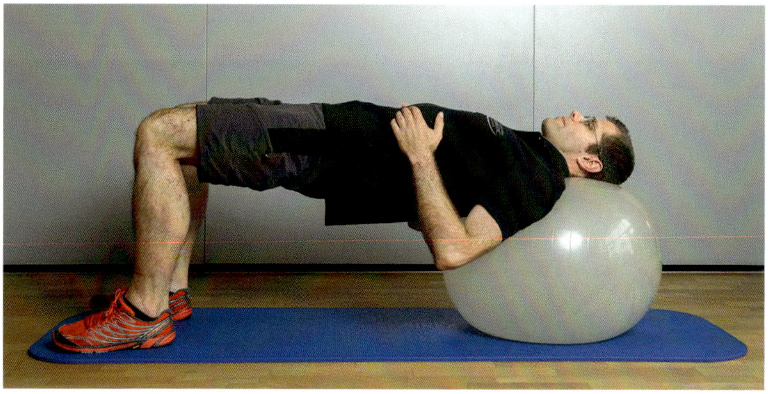

Bild 22: Ausgangsposition

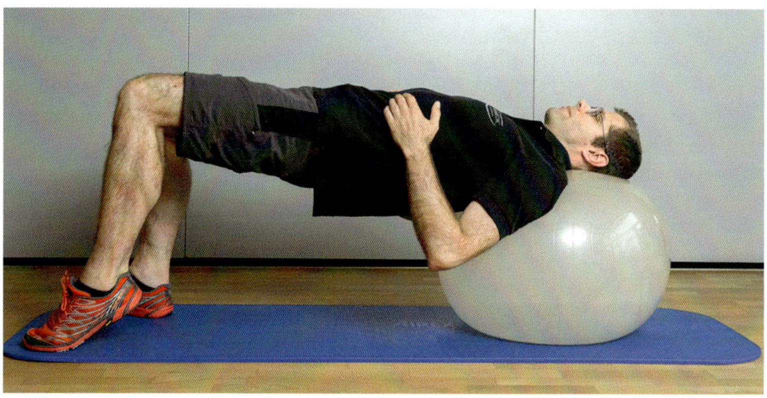

Bild 23: Endposition

Geeignet für	Alle
Kontraindikationen	keine
Ziel der Übung	Kräftigung der Rückenstrecker
Übungsbeschreibung	Legen Sie sich auf einen Pezziball so, dass die Knie im rechten Winkel abgebeugt auf dem Boden stehen und die Schultern auf dem Ball liegen. Die Hände liegen am Brustkorb. Heben Sie Ihr Becken bis zur Waagerechten an. Lösen Sie nun im Wechsel jeweils eine Ferse für 5 sec vom Boden.
Wiederholungen	Führen Sie 10 Wiederholungen durch (3 Durchgänge).
Variation	Heben Sie den Fuß komplett vom Boden ab.

5.2.2 Rückentraining mit Pezziball

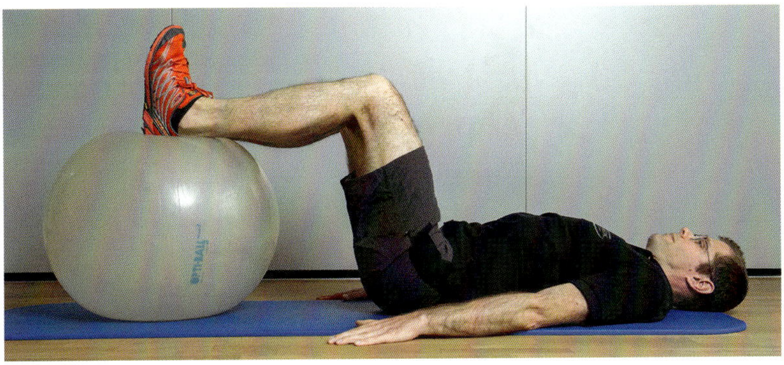

Bild 24: Ausgangsposition

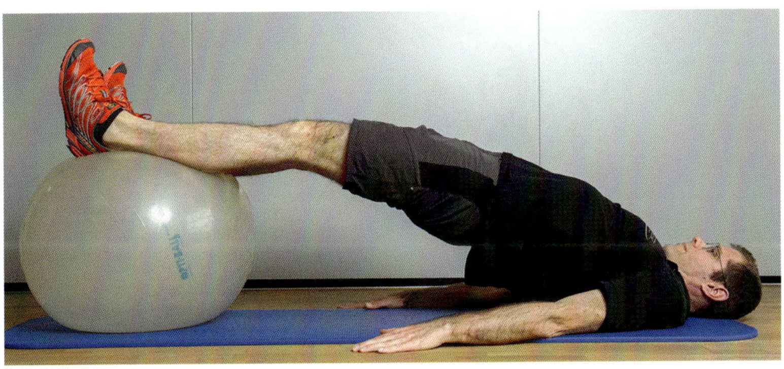

Bild 25: Endposition

Geeignet für	Alle (außer Patienten in der Frühphase nach OP)
Kontraindikationen	keine
Ziel der Übung	Kräftigung der Rückenstrecker
Übungsbeschreibung	Legen Sie sich auf den Boden, die Unterschenkel liegen auf einem Pezziball. Die Hände befinden sich seitlich neben dem Körper. Heben Sie Ihr Becken bis zur Waagerechten an.
Wiederholungen	Halten Sie diese Position für 20 sec (3 Durchgänge).
Variation	▸ Senken Sie das Gesäß Richtung Boden und heben Sie es dann wieder an. ▸ Heben Sie das Becken an und ziehen in dieser Position die Beine bis zu einem 90°-Winkel an.

5.2.3 Unterarmstütz

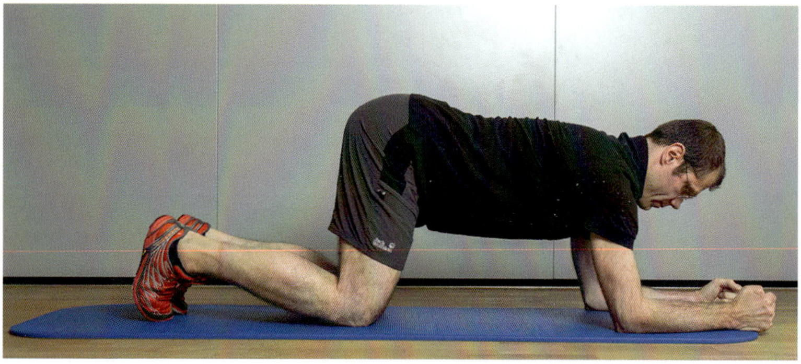

Bild 26: Ausgangsposition

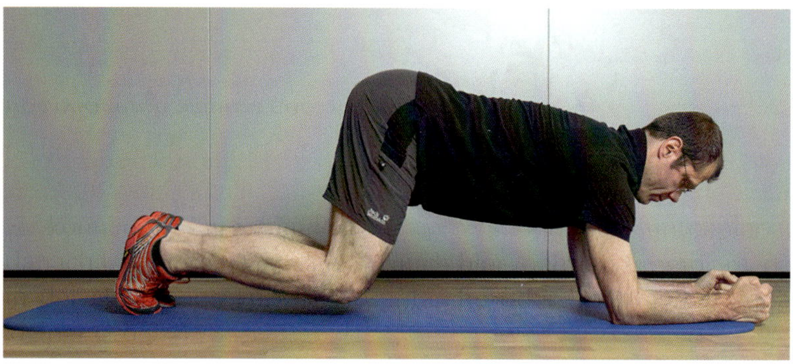

Bild 27: Endposition

Geeignet für	Alle (außer Patienten in der Frühphase nach OP)
Kontraindikationen	Keine (bei eingeschränkter Stützfähigkeit und Schmerz in der Schulter nicht durchführen)
Ziel der Übung	Kräftigung der Bauchmuskulatur
Übungsbeschreibung	Knien Sie sich auf den Boden und stützen Sie Ihre Unterarme auf. Heben Sie nun beide Knie etwa 2 cm vom Boden an.
Wiederholungen	Halten Sie diese Position für 20 sec (3 Durchgänge).
Variation	▸ Heben Sie beide Knie ca. 2 cm vom Boden ab und im Wechsel den rechten/linken Fuß. ▸ Heben Sie zusätzlich auch den gegenüberliegenden Unterarm an.

5.2.4 Seitstütz

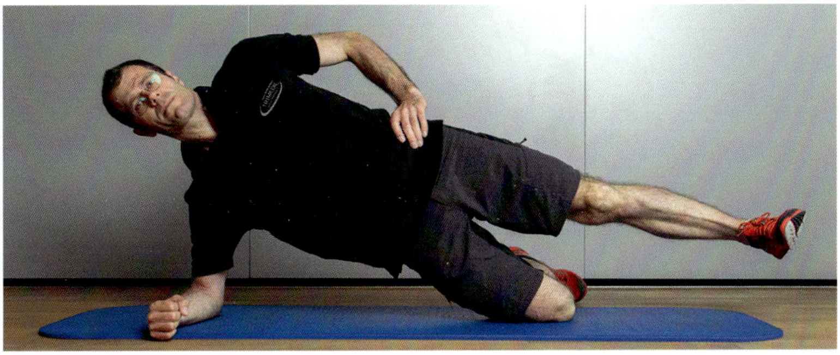

Bild 28: Ausgangs-position

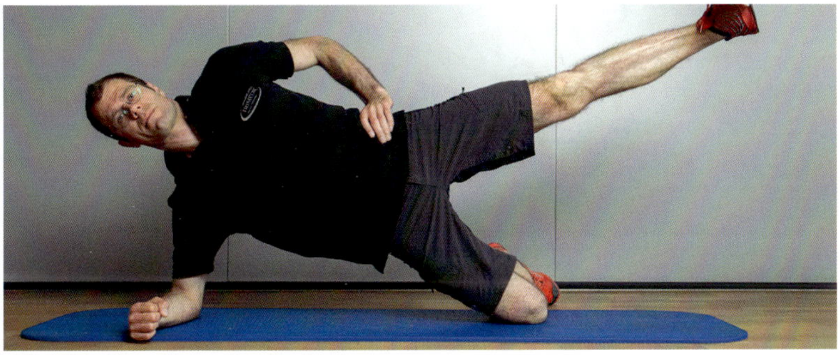

Bild 29: Endposition

Geeignet für	Alle (außer Patienten in der Frühphase nach OP: hier darf nur das nicht operierte Knie aufgestützt werden)
Kontraindikationen	nur für Patienten, die im Liegen ihr gesundes Knie belasten können (und wollen)
Ziel der Übung	Kräftigung der seitlichen Bauchmuskulatur
Übungsbeschreibung	Stützen Sie sich auf ein Knie und den Unterarm. Heben Sie Ihren Körper an, so dass sich Oberschenkel und Oberkörper in einer Linie befinden. Strecken Sie nun das obere Bein aus und halten Sie diese Position.
Wiederholungen	Führen Sie 10 Wiederholungen durch und wechseln dann die Seite (3 Durchgänge).
Variation	Strecken Sie in der Ausgangsposition das untere Bein und bewegen Sie es Richtung Decke.

5.2.5 BWS Mobilisation

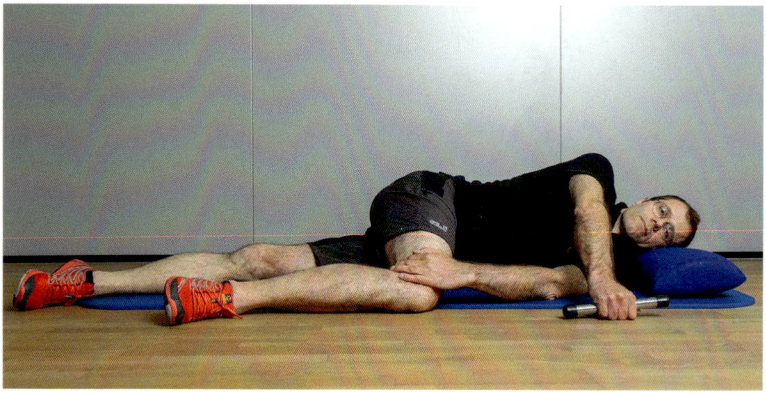

Bild 30: Ausgangs-position

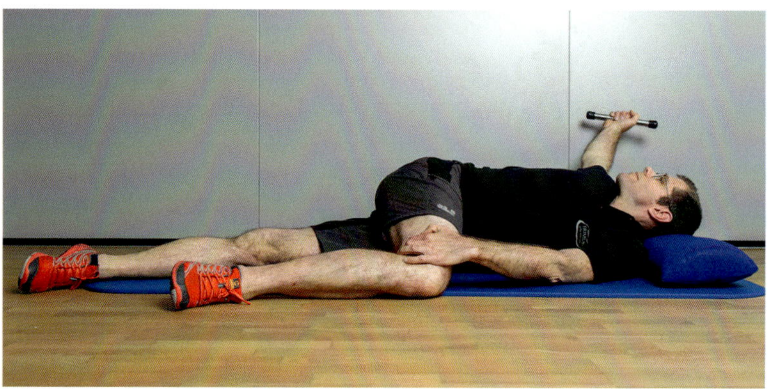

Bild 31: Endposition

Geeignet für Alle (außer Patienten in der Frühphase nach OP)

Kontraindikationen keine

Ziel der Übung Beweglichkeitsverbesserung der Brustwirbelsäule

Übungsbeschreibung Legen Sie sich auf die Seite. Das untere Bein ist gestreckt, das obere Bein wird angewinkelt und mit der unteren Hand fixiert. Nehmen Sie eine Flasche oder ein Gewicht mit ca. 500 g in die obere Hand. Führen Sie nun den Arm gestreckt über die Schulter, ohne dass sich dabei das Knie vom Boden löst.

Wiederholungen Führen Sie 15 Wiederholungen durch (2 Durchgänge auf jeder Seite).

5.3 Übungen zur Verbesserung des Bewegungsumfangs

Die vorangegangene, arthrosebedingte Schonung und die Operation führen zu typischen Muskelverkürzungen und Bewegungseinschränkungen. Zu Beginn der Rehabilitation werden Physiotherapie und passive Maßnahmen wie Bewegungsschienen eingesetzt, um den vollen Bewegungsumfang des Gelenks wiederherzustellen. In der späteren Phase sollten Sie selbstständig versuchen, den Bewegungsradius zu erweitern, so dass Sie die volle Funktions- und Bewegungsfähigkeit Ihres Gelenks wiedererlangen. Wird die Beweglichkeit nach einer Operation nicht ausreichend trainiert, können die Bewegungseinschränkungen langfristig bestehen bleiben und eine optimale Biomechanik und Funktion des Gelenks ist nicht gewährleistet.

Übungen zur Verbesserung des Bewegungsumfangs werden nur mit leichten Widerständen durchgeführt. Üben Sie regelmäßig (am besten täglich), bis Sie die volle Beweglichkeit erreicht haben.

5.3.1 Hüftbeugung/Kniebeugung mit Gummiband

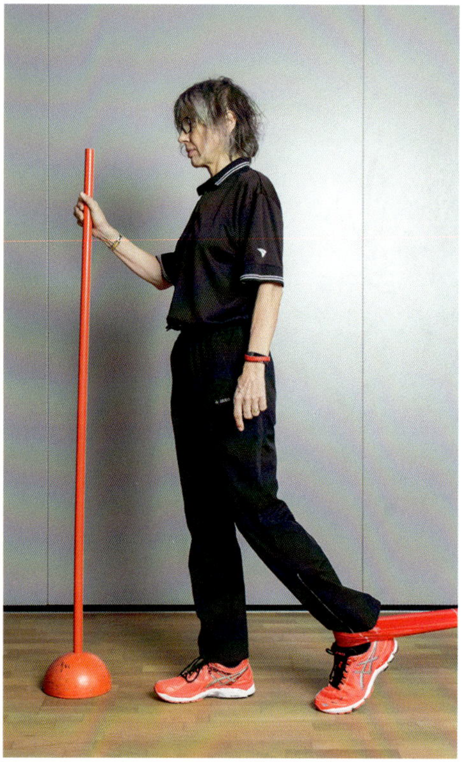

Bild 32: Ausgangsposition

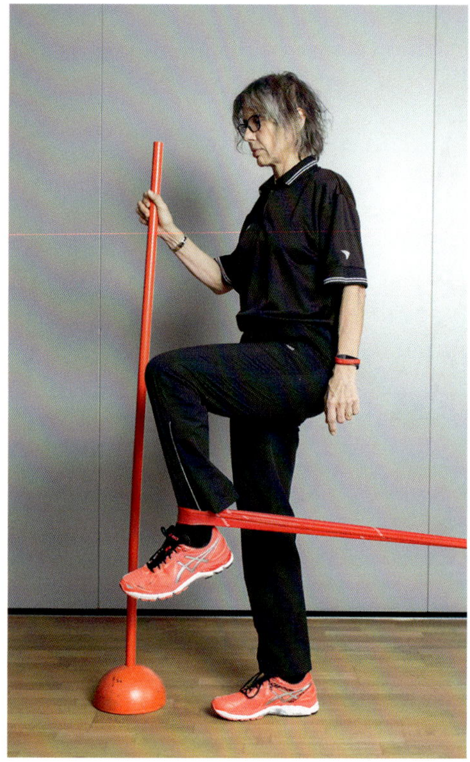

Bild 33: Endposition

Geeignet für	Hüftgelenkersatz, Frühphase Kniegelenkersatz, Frühphase
Kontraindikationen	keine
Ziel der Übung	Verbesserung der Hüftbeugung/Kniebeugung
Übungsbeschreibung	Befestigen Sie ein Gummiband mit beiden Enden ca. 5 cm über dem Boden an einem Tischbein o. Ä. Steigen Sie mit der betroffenen Seite in die entstandene Schlaufe. Ziehen Sie nun das Bein nach vorne oben, bis das Kniegelenk etwa 90° gebeugt ist. Sie können sich an einem Türrahmen, Tisch o. Ä. festhalten.
Wiederholungen	Führen Sie 20 Wiederholungen durch (3 Durchgänge).

5.3.2 Hüftstreckung/Kniebeugung mit Gummiband

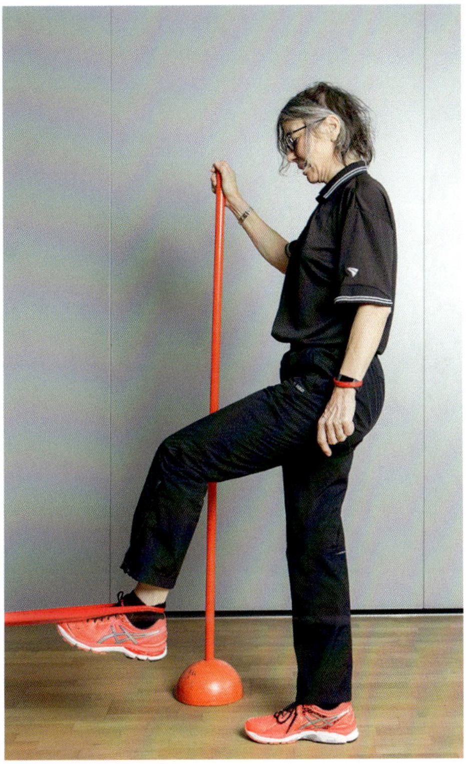

Bild 34: Ausgangsposition

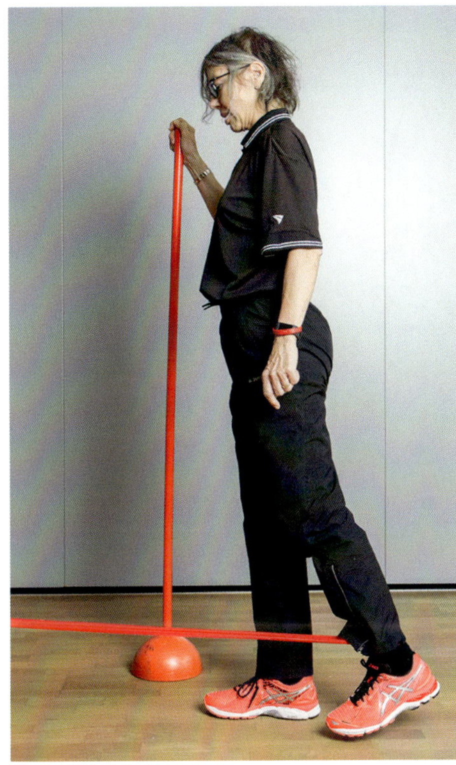

Bild 35: Endposition

Geeignet für	Hüftgelenkersatz, Frühphase Kniegelenkersatz, Frühphase
Kontraindikationen	keine
Ziel der Übung	Verbesserung der Hüftstreckung/Kniebeugung
Übungsbeschreibung	Befestigen Sie ein Gummiband mit beiden Enden in Höhe des Schienbeins an einer Tür o. Ä. Steigen Sie mit der betroffenen Seite (am besten mit der Ferse) in die entstandene Schlaufe. Bewegen Sie nun Ihr Bein aus einer 90°-Beugung nach hinten. Sie können sich an einem Türrahmen, Tisch o. Ä. festhalten.
Wiederholungen	Führen Sie 20 Wiederholungen durch (3 Durchgänge).

5.3.3 Kniestreckung mit Ball

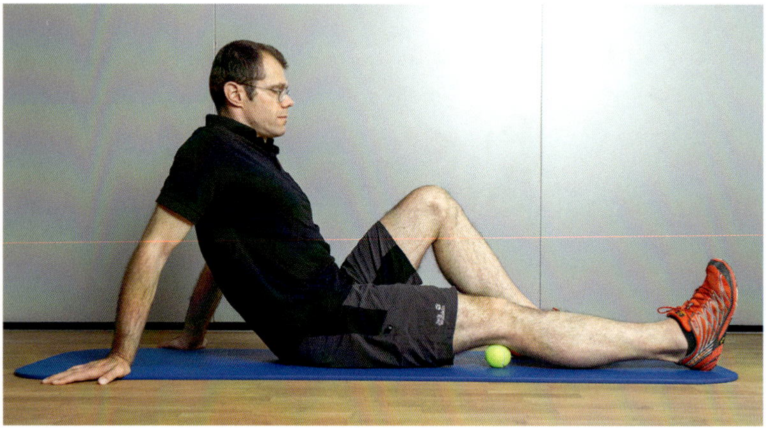

Bild 36: Ausgangs-position

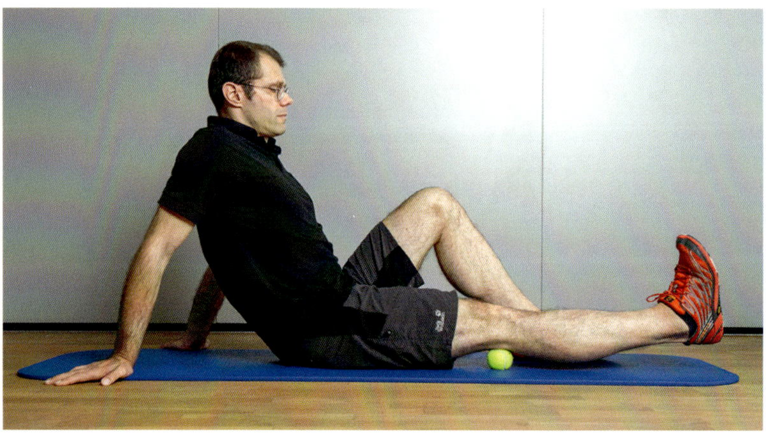

Bild 37: Endposition

Geeignet für	Kniegelenkersatz, Frühphase
Kontraindikationen	keine
Ziel der Übung	Verbesserung der Kniestreckung
Übungsbeschreibung	Setzen Sie sich auf den Boden. Das operierte Bein wird ausgestreckt, das andere angewinkelt auf dem Boden aufgestellt. Legen Sie einen Tennisball unter das betroffene Knie. Drücken Sie nun mit der Kniekehle auf den Ball.
Wiederholungen	Halten Sie den Druck für 10 sec (10 Durchgänge).

5.3.4 Kniestreckung mit Gummiband

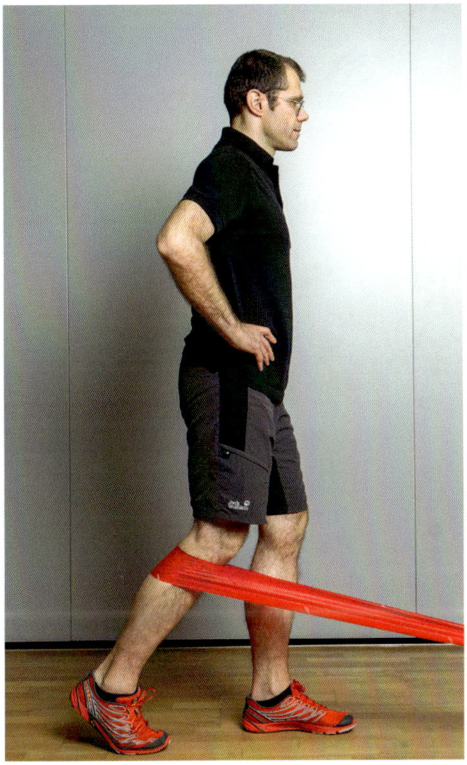

Bild 38: Ausgangsposition

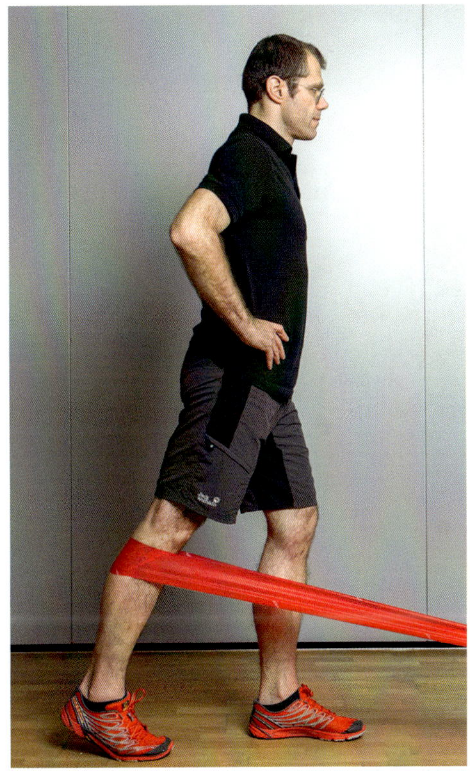

Bild 39: Endposition

Geeignet für	Kniegelenkersatz
Kontraindikationen	keine
Ziel der Übung	Verbesserung der Kniestreckung
Übungsbeschreibung	Fixieren Sie die Enden eines Gummibandes in Wadenhöhe an einem Tischbein o. Ä. Steigen Sie nun mit dem betroffenen Bein in die entstandene Schlaufe und stellen Sie das Bein in einer Schrittstellung leicht gebeugt nach hinten (vorderes Standbein leicht gebeugt). Strecken Sie dann das Bein gegen den Zug des Bands und beugen es wieder.
Wiederholungen	Wiederholen Sie diese Übung 15-mal (3 Durchgänge).

5.4 Übungen zur Verbesserung der Koordination

Eine gelenkersetzende Operation ist ein großer Eingriff für das komplexe Zusammenspiel innerhalb eines Gelenks. Durch die Verletzung von Kapsel, Nerven und Faszien dauert es einige Zeit, bis sich das System an die neuen Gegebenheiten angepasst hat. Oftmals dauert dieser Prozess bis zu einem Jahr.

Da durch das künstliche Material keine sensorische Rückmeldung mehr aus dem Gelenk an das Gehirn möglich ist, leidet die Koordination.

Die Koordination und die korrekte Beinachse sind jedoch die Voraussetzung für das korrekte Gangbild und die Gangsicherheit. Aus diesem Grund ist es wichtig, schon früh an der Koordination zu arbeiten, um das Gangbild zu verbessern und die Sturzgefahr zu reduzieren.

In der Spätphase oder bei sportlich Aktiven ist ein Koordinationstraining wichtig, um die Beinachse bei Bewegung stabil halten zu können.

Die folgenden Übungen sind sowohl bei Knie- als auch bei Hüftgelenkersatz geeignet (vor und nach einer Operation) und in drei Schwierigkeitsstufen unterteilt (Einteilung s. Kapitel 3). Führen Sie diese Übungen dreimal wöchentlich durch.

Schwierigkeitsstufe A

5.4.1 Ball gegen die Wand

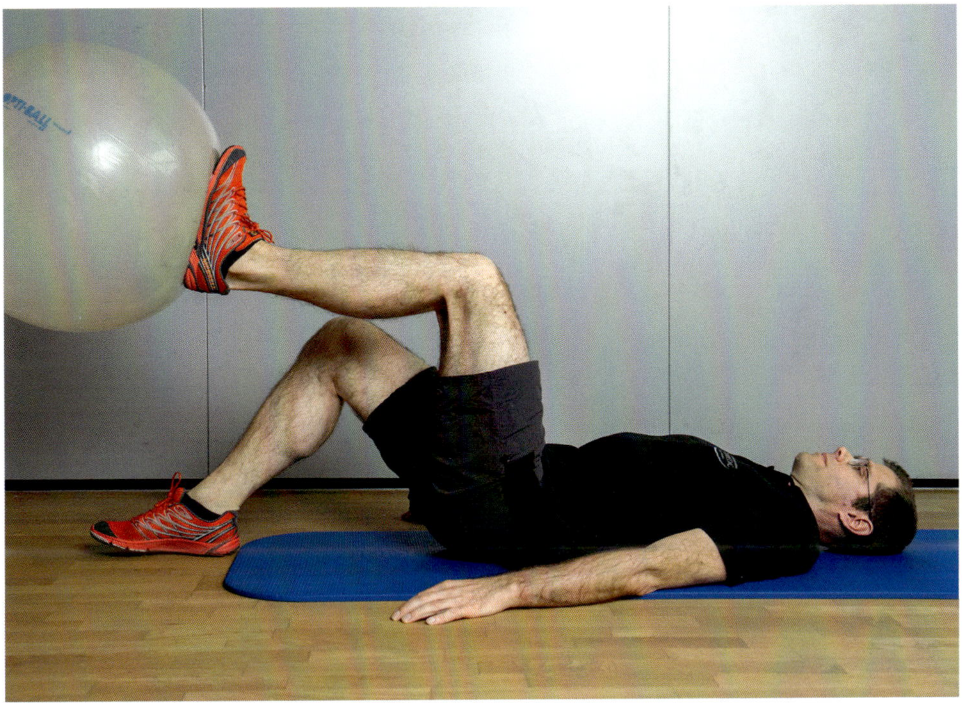

Bild 40: Ball gegen die Wand drücken

Geeignet für Frühphase nach Knie- oder Hüftgelenkersatz

Kontraindikationen keine

Ziel der Übung Koordinationsverbesserung

Übungsbeschreibung Legen Sie sich in Rückenlage vor eine Wand oder Tür. Der Fuß der betroffenen Seite wird mittig gegen einen Pezziball gestellt, der an der Wand liegt. Das Bein ist etwa 90° angewinkelt. Drücken Sie nun Ihren Fuß in den Ball.

Wiederholungen Halten Sie die Spannung für 10 sec (10 Durchgänge).

5.4.2 Schritt auf Matte

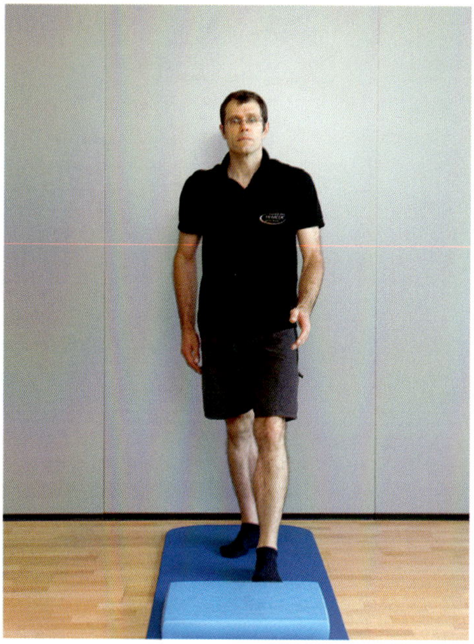

Bild 41: Ausgangsposition

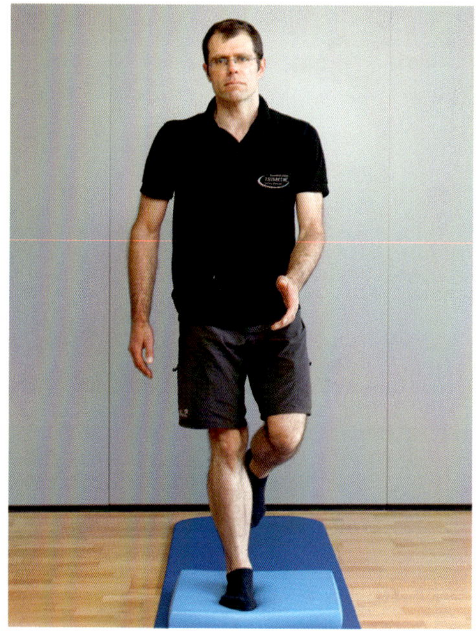

Bild 42: Endposition

Geeignet für	Frühphase nach Knie- und Hüftgelenkersatz
Kontraindikationen	keine
Ziel der Übung	Korrektur der Beinachse, Koordinationsverbesserung
Übungsbeschreibung	Stellen Sie sich vor eine weiche Unterlage (Kissen, gefaltetes Handtuch). Machen Sie einen Schritt auf die Unterlage und bleiben Sie auf einem Bein stehen. Versuchen Sie, die Balance zu halten und so wenig wie möglich zu wackeln (am besten mit Kontrolle der Beinachse im Spiegel).
Wiederholungen	Versuchen Sie, 10 sec stehen zu bleiben (10 Durchgänge).
Variation	▸ Variieren Sie mit der Unterlage (je weicher und labiler die Unterlage, desto schwieriger die Übung). ▸ Führen Sie den Schritt nach vorne mit geschlossenen Augen durch.

Schwierigkeitsstufe B

5.4.3 Antirotation kniend

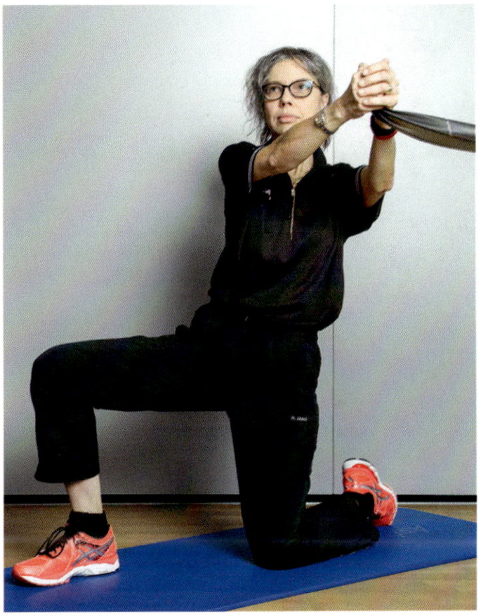

Bild 43: Ausgangsposition

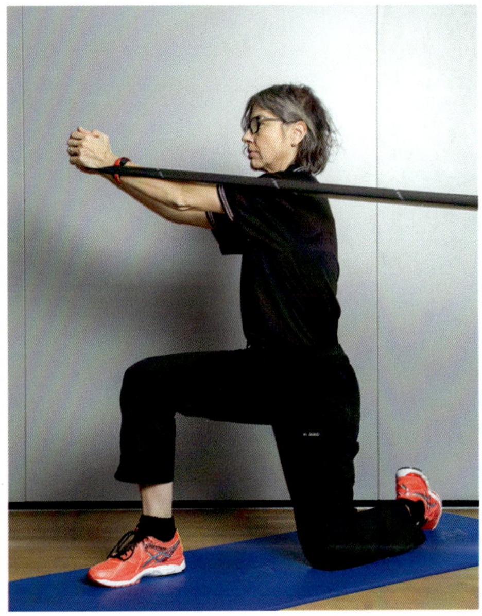

Bild 44: Endposition

Geeignet für	Spätphase nach Hüftgelenkersatz
Kontraindikationen	keine
Ziel der Übung	Rumpf- und Beckenstabilisation, Koordinationsverbesserung
Übungsbeschreibung	Befestigen Sie ein Gummiband an einer Türklinke. Knien Sie sich auf den Boden und stellen Sie das äußere Bein im 90°-Winkel nach vorne. Greifen Sie nun das Gummiband relativ gestrafft und führen Sie die Arme in der Waagerechten nach außen.
Wiederholungen	Führen Sie 15 Wiederholungen durch (2 Durchgänge auf jeder Seite).

5.4.4 Stabilisation seitlich

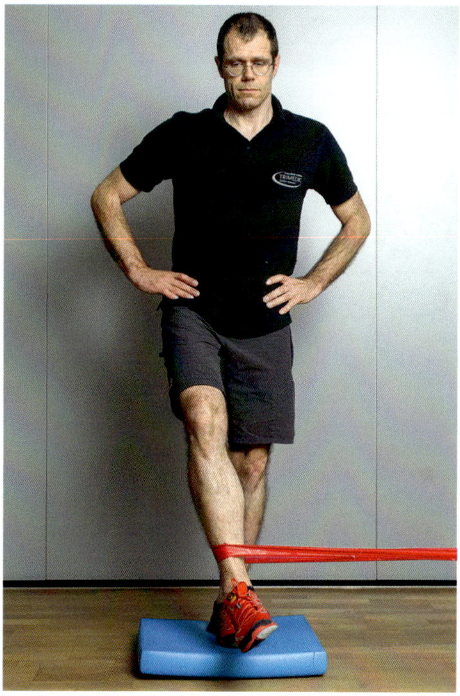

Bild 45: Ausgangsposition

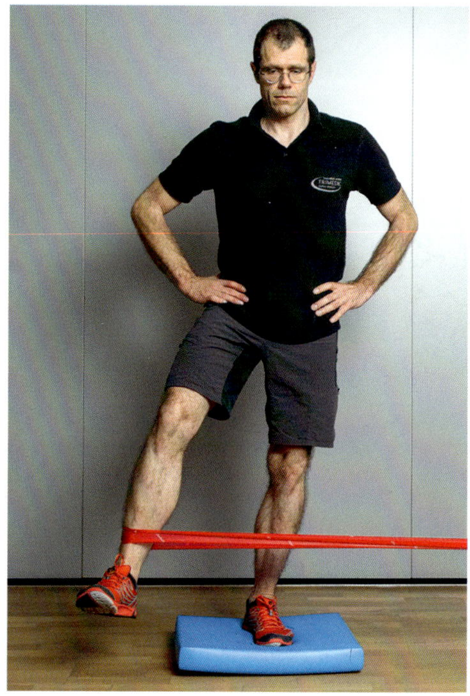

Bild 46: Endposition

Geeignet für	OP-Vorbereitung, Spätphase nach Knie- und Hüftgelenkersatz
Kontraindikationen	Bei Hüftgelenkersatz bitte den Zeitpunkt und die Bewegungsbegrenzungen des Operateurs beachten!
Ziel der Übung	Korrektur der Beinachse, Kräftigung der Beinmuskulatur, Koordinationsverbesserung
Übungsbeschreibung	Stellen Sie sich mit der betroffenen Seite auf eine weiche Unterlage (Kissen, gefaltetes Handtuch, Matte). Befestigen Sie ein Gummiband an einem Tisch o. Ä. und steigen Sie mit der gesunden Seite in die Schlaufe. Bewegen Sie nun das gesunde Bein nach außen.
Wiederholungen	Führen Sie 15 Wiederholungen durch (3 Durchgänge).

Schwierigkeitsstufe C

5.4.5 Zug seitlich

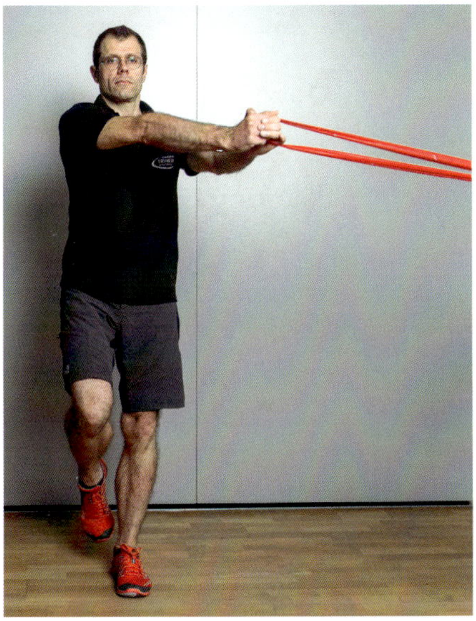

Bild 47: Ausgangsposition

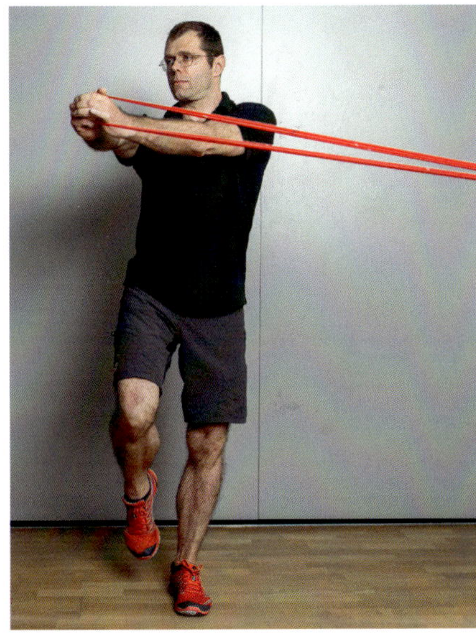

Bild 48: Endposition

Geeignet für	Spätphase nach Knie- und Hüftgelenkersatz, Sportler
Kontraindikationen	keine
Ziel der Übung	Korrektur der Beinachse, Kräftigung der Beinmuskulatur
Übungsbeschreibung	Befestigen Sie ein Gummiband an einer Tür o. Ä. Stellen Sie sich in einen Ausfallschritt seitlich zu dieser Tür. Das operierte Bein steht vorne, das hintere Bein berührt nur mit der Fußspitze den Boden. Ergreifen Sie nun das Gummiband mit beiden Händen und ziehen Sie es in der Waagrechten vorm Körper von einer Seite zu anderen. Anschließend drehen Sie sich um 180°; das operierte Bein steht erneut vorne, das hintere wieder auf den Zehenspitzen. Bewegen Sie aufs Neue das Band in der Waagrechten mit beiden Händen zur Gegenseite.
Wiederholungen	Führen Sie 15 Wiederholungen durch (je 2 Durchgänge auf jeder Seite).
Variation	Das operierte Bein steht auf einer weichen Unterlage.

5.5 Übungen zur Kräftigung der Bein- und Gesäßmuskulatur

Der wichtigste Punkt in der Rehabilitation nach einer gelenkersetzenden Operation ist die Kräftigung der hüft- bzw. knieumgebenden Muskulatur. Eine kräftige Muskulatur stabilisiert das neue Gelenk, schützt es vor vorzeitiger Lockerung und fördert die optimale Funktion bei Alltagsbewegungen, beim Gehen und bei sportlicher Betätigung. Vor einer Operation unterstützt ein Krafttraining der unteren Extremität eine schnellere Heilung und frühzeitige Wiedererlangung der Funktionsfähigkeit nach der OP.
Die folgenden Übungen sind sowohl bei Knie- als auch bei Hüftgelenkersatz geeignet und in drei Schwierigkeitsstufen unterteilt (Einteilung s. Kapitel 3). Führen Sie die Übungen zwei- bis dreimal pro Woche durch.

Schwierigkeitsstufe A

5.5.1 Fußhebertraining

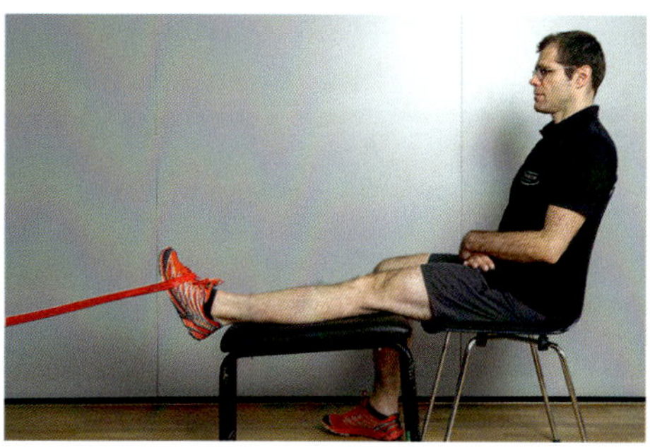

Bild 49: Ausgangsposition

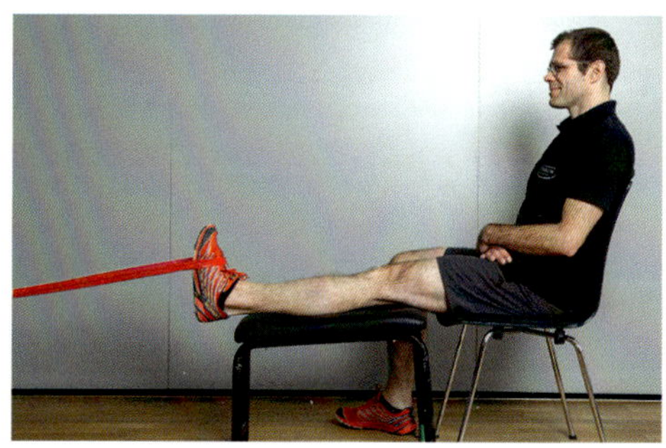

Bild 50: Endposition

Geeignet für	Kniegelenkersatz, Frühphase
Kontraindikationen	keine
Ziel der Übung	Kräftigung der Fußhebemuskulatur
Übungsbeschreibung	Befestigen Sie ein Gummiband an einem Tisch, an einer Tür etc. (doppelt nehmen). Setzen Sie sich auf einen Stuhl und legen Sie das betroffene Bein auf einem weiteren Stuhl ab. Der Fuß sollte dabei in der Luft hängen und befindet sich in der Schlaufe des Gummibandes. Ziehen Sie nun die Fußspitze zu sich heran.
Wiederholungen	Wiederholen Sie diese Übung 15-mal (3 Durchgänge).
Variation	Je mehr das Gummiband in der Ausgangposition unter Zug ist, desto intensiver ist die Übung.

5.5.2 Wadenheben

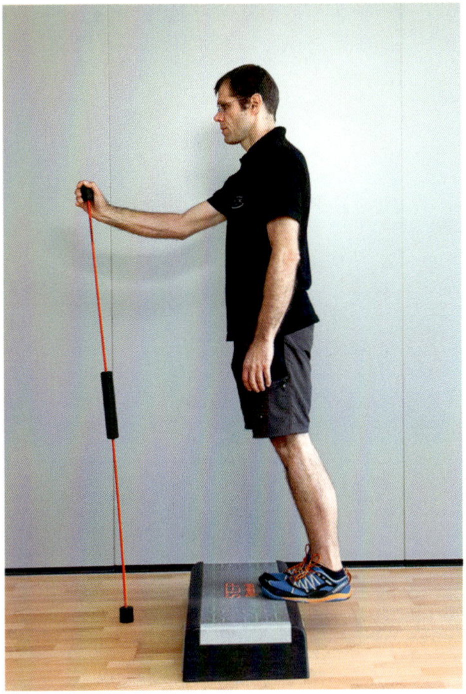

Bild 51: Ausgangsposition

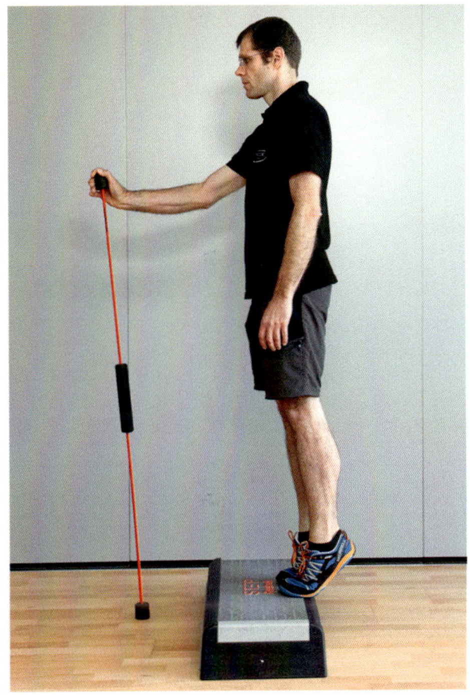

Bild 52: Endposition

Geeignet für	Frühphase nach Knie- und Hüftgelenkersatz
Kontraindikationen	keine
Ziel der Übung	Kräftigung der Wadenmuskulatur
Übungsbeschreibung	Stellen Sie sich mit den Fußballen auf eine Stufe, eine Kiste o. Ä. und halten Sie sich gegebenenfalls am Geländer, einem Stab oder Ähnlichem fest. Mittelfuß und Ferse hängen dabei frei in der Luft und die Kniegelenke sind gestreckt. Drücken Sie sich nun so weit wie möglich nach oben. Senken Sie dann Ihren Körper wieder ab, bis Sie ein leichtes Ziehen in der Wade spüren.
Wiederholungen	Wiederholen Sie diese Übung 15-mal (3 Durchgänge).
Variation	Führen Sie die Übung einbeinig durch.

5.5.3 Kniebeuge

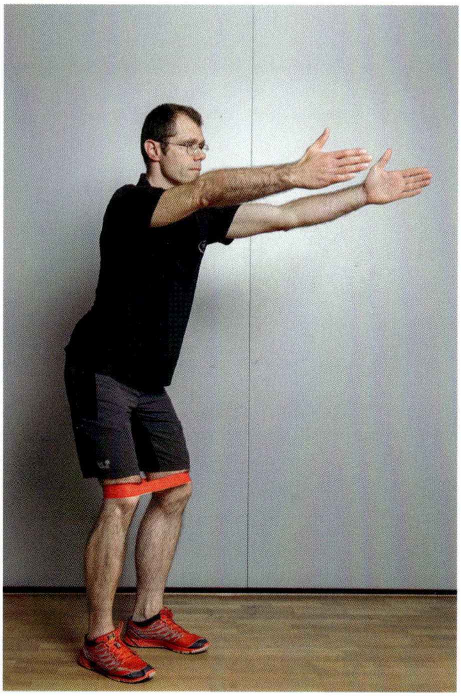

Bild 53: Ausgangsposition

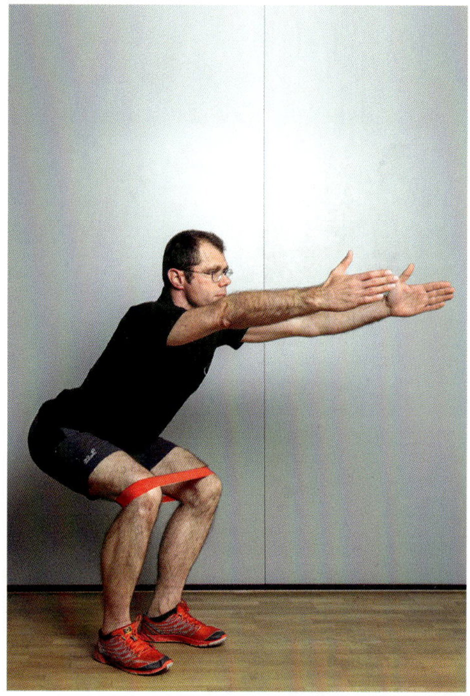

Bild 54: Endposition

Geeignet für	Alle
Kontraindikationen	keine
Ziel der Übung	Kräftigung der Bein- und Gesäßmuskulatur
Übungsbeschreibung	Binden Sie ein Gummiband um die Kniegelenke und halten Sie dieses auf Spannung. Stellen Sie sich in einen hüftbreiten Stand. Die Fußspitzen sind leicht nach außen gedreht. Senken Sie nun Ihr Gesäß nach hinten ab, bis sich die Oberschenkel in einer waagerechten Position befinden.
Wiederholungen	Führen Sie 15 Wiederholungen durch (3 Durchgänge).

5.5.4 Lateral Walk

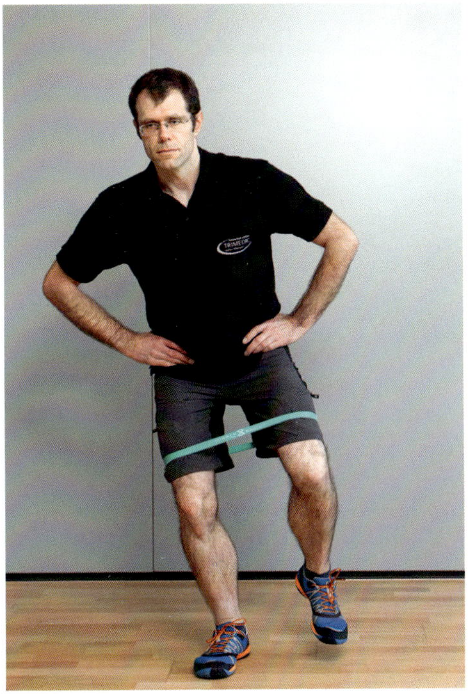

Bild 55: Ausgangsposition

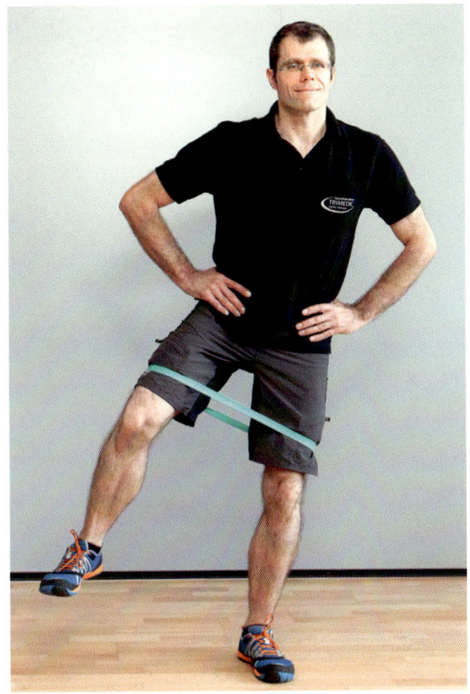

Bild 56: Endposition

Geeignet für	Alle
Kontraindikationen	keine
Ziel der Übung	Kräftigung der Hüft- und Gesäßmuskulatur
Übungsbeschreibung	Binden Sie sich ein Gummiband oberhalb der Knie straff um die Oberschenkel. Stellen Sie sich mit leicht gebeugten Beinen hin und machen Sie einen mehr als hüftbreiten Schritt zur Seite. Heben Sie dabei das Bein mindestens 15 cm vom Boden an und führen Sie die Bewegung langsam und kontrolliert durch. Heben Sie nun das andere Bein ebenfalls an und ziehen Sie es ebenfalls langsam und kontrolliert nach.
Wiederholungen	Gehen Sie 10 Schritte zur rechten Seite, danach zur linken (2 Durchgänge).

5.5.5 Gesäßtraining

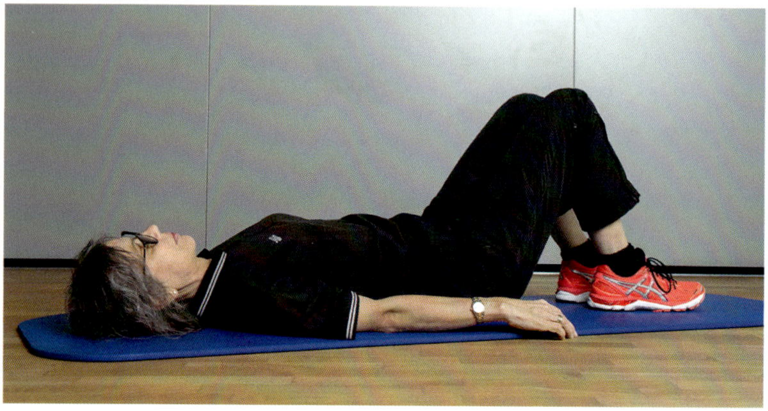

Bild 57: Ausgangsposition

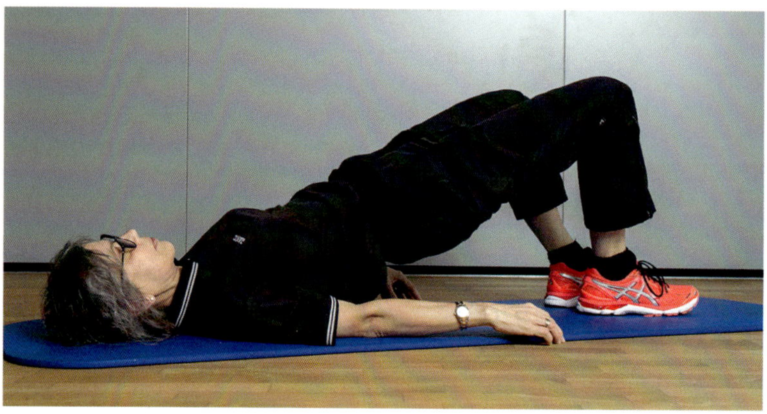

Bild 58: Endposition

Geeignet für	Frühphase nach Hüftgelenkersatz
Kontraindikationen	keine
Ziel der Übung	Kräftigung der Gesäßmuskulatur sowie der Ad- und Abduktoren der Hüfte
Übungsbeschreibung	Legen Sie sich auf eine Matte und stellen Sie die Beine an, die Füße stehen dabei nah beieinander. Heben Sie das Gesäß an, bis Oberkörper und Oberschenkel eine Linie bilden. Öffnen Sie nun die Beine und schließen Sie diese wieder. Das Gesäß bleibt dabei immer oben.
Wiederholungen	Führen Sie 15 Wiederholungen durch (3 Durchgänge).

Schwierigkeitsstufe B

5.5.6 Kniebeuge auf labilem Untergrund

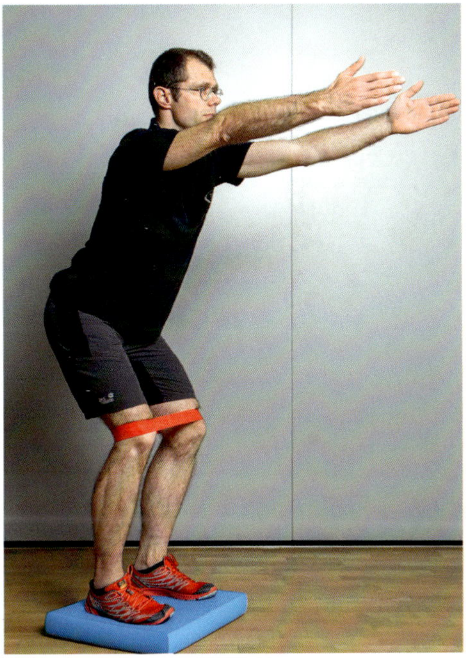

Bild 59: Ausgangsposition

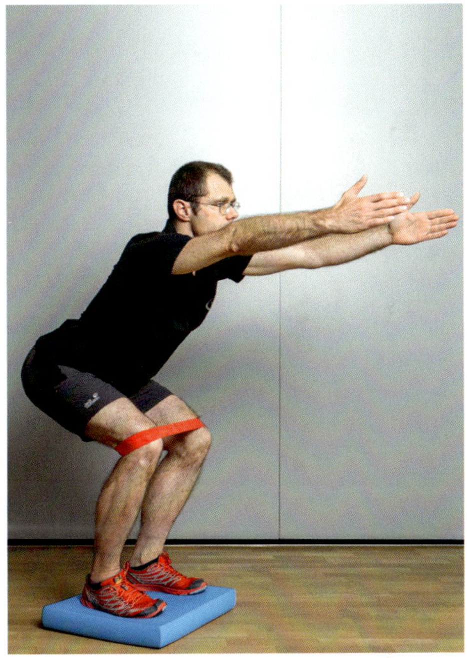

Bild 60: Endposition

Geeignet für Spätphase nach Knie- und Hüftgelenkersatz

Kontraindikationen keine

Ziel der Übung Kräftigung der Bein- und Gesäßmuskulatur

Übungsbeschreibung Binden Sie ein Gummiband um die Kniegelenke und halten Sie dieses auf Spannung. Stellen Sie sich hüftbreit auf einen weichen Untergrund (Kissen, Handtuch, Matte). Die Fußspitzen sind leicht nach außen gedreht. Senken Sie nun Ihr Gesäß nach hinten ab, bis sich die Oberschenkel in einer waagerechten Position befinden.

Wiederholungen Führen Sie 15 Wiederholungen durch (3 Durchgänge).

5.6 Beweglichkeit und Faszien

Alle Muskeln in unserem Körper sind umfasst von einer bindegewebigen Hülle, den Faszien. Nach neueren Erkenntnissen verkleben und verdicken diese bei einseitiger Beanspruchung, Fehlhaltung oder Überlastung. Diese Verklebungen wirken sich negativ auf die umhüllten Muskeln aus und führen zu schmerzhaften Muskelverhärtungen. Wir fühlen uns steif und unbeweglich.

Passives Faszientraining

Durch ein Gleiten auf speziellen Schaumstoffrollen oder ein Abrollen mit speziellen Massage Sticks (alternativ: Tennisball oder Besenstiel) lassen sich Verklebungen lösen, die Faszien elastischer und widerstandsfähiger machen und Schmerzen lindern. Mit dieser passiven Technik werden die Triggerpunkte behandelt, die nach einer Hüft- oder Kniegelenkoperation typisch sind. Übungen zur passiven Faszienbehandlung finden Sie im ersten Band dieses Ratgebers.

Aktives Faszientraining

Große Bewegungen über mehrere Muskeln hinweg verbessern die Funktion von Muskelketten (hintere, vordere, seitliche Kette). Die Faszien und Muskeln werden elastischer und beweglicher gemacht. Dadurch verbessern sich die Biomechanik und die Funktionsfähigkeit im Alltag und beim Sport.

5.6.1 Frontlinie

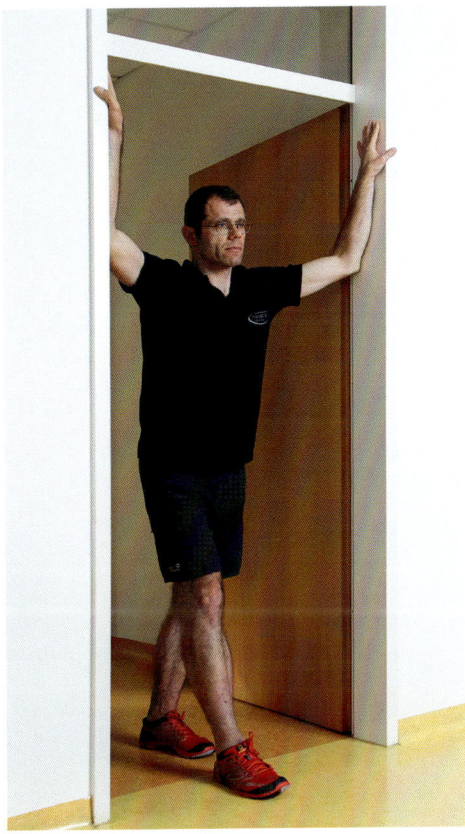

Bild 61: Ausgangsposition

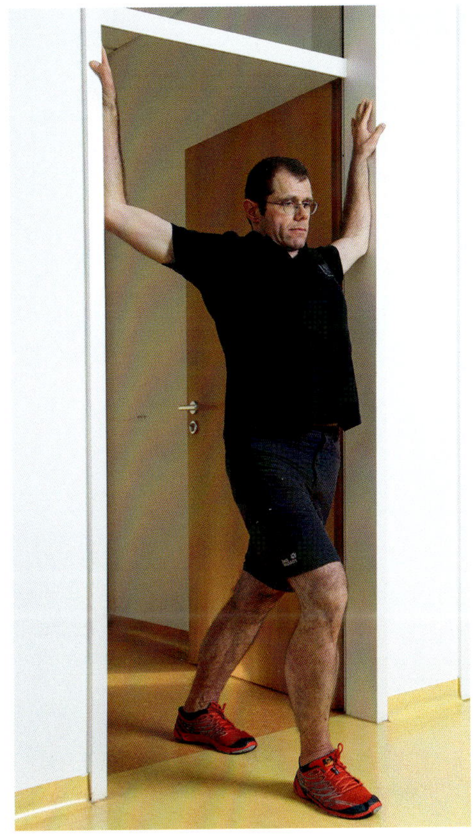

Bild 62: Endposition

Geeignet für Patienten mit Hüft- und Kniegelenkersatz, Operationsvorbereitung, Sportler

Kontraindikationen keine

Ziel der Übung Dehnung der vorderen Kette

Übungsbeschreibung Stellen Sie sich in einer Schrittstellung in einen Türrahmen und legen Sie die Unterarme an die Tür. Machen Sie nun mit dem vorderen Bein einen Schritt nach vorne und bewegen Sie den Oberkörper und die Hüfte nach vorne.

Wiederholungen Halten Sie diese Position für 15 bis 20 sec (5 Durchgänge).

5.6.2 Seitlinie

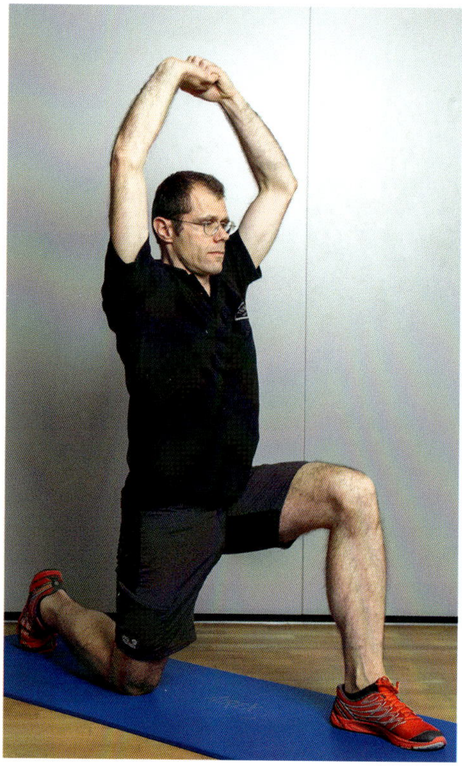

Bild 63: Ausgangsposition

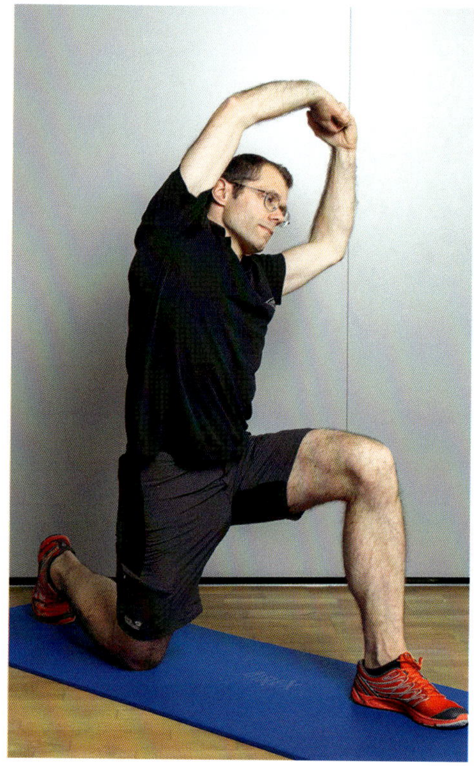

Bild 64: Endposition

Geeignet für	Patienten mit Hüftgelenkersatz, Kniegelenkersatz in der Spätphase, Operationsvorbereitung, Sportler
Kontraindikationen	keine
Ziel der Übung	Dehnung der seitlichen Kette
Übungsbeschreibung	Knien Sie sich auf den Boden und stellen Sie das zweite Bein im 90°-Winkel nach vorne. Strecken Sie die Arme nach oben und bewegen Sie den Oberkörper auf die Seite des aufgestellten Beins.
Wiederholungen	Halten Sie diese Position für 15 bis 20 sec (5 Durchgänge auf jeder Seite).

5.6.3 Hintere Linie

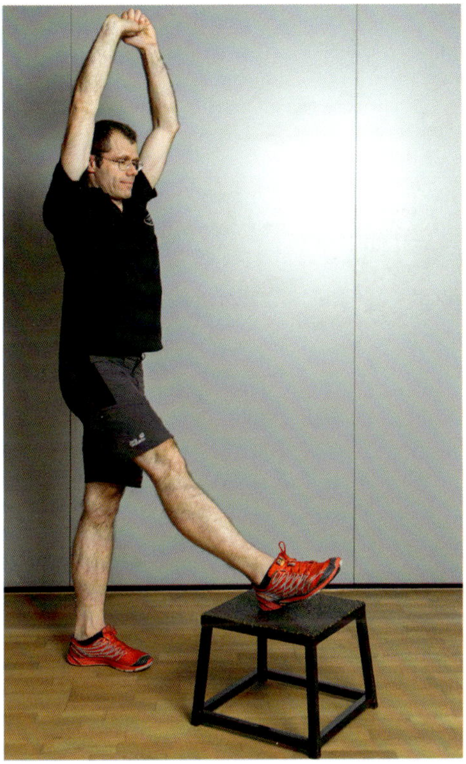

Bild 65: Ausgangsposition

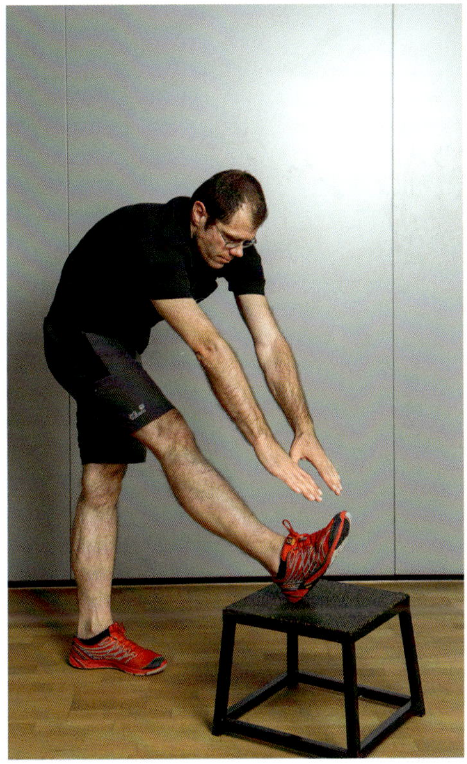

Bild 66: Endposition

Geeignet für	Patienten mit Hüft- und Kniegelenkersatz, Operationsvorbereitung, Sportler
Kontraindikationen	keine
Ziel der Übung	Dehnung der hinteren Kette
Übungsbeschreibung	Positionieren Sie die Ferse eines Fußes auf einem Hocker, einer Fußbank, Getränkekiste o. Ä. Die Arme sind nach oben gestreckt. Ziehen Sie die Fußspitze nach oben. Bewegen Sie nun die Hände Richtung Fuß und ziehen Sie dabei die Fußspitze Richtung Körper. Wippen Sie mit den Händen leicht nach vorne.
Wiederholungen	Halten Sie diese Position für 15 bis 20 sec (5 Durchgänge).

5.6.4 Hüftbeuger

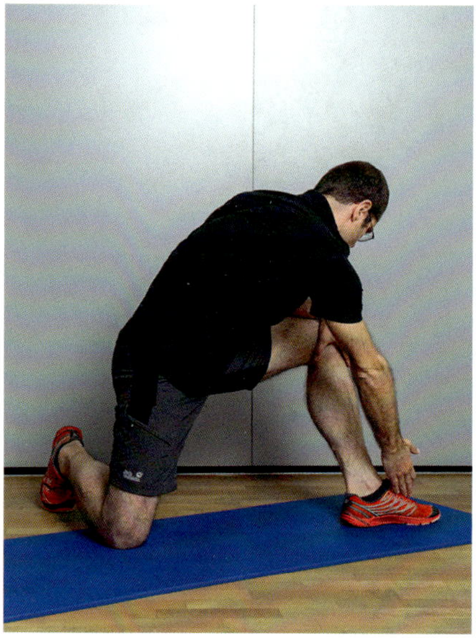

Bild 67: Ausgangsposition

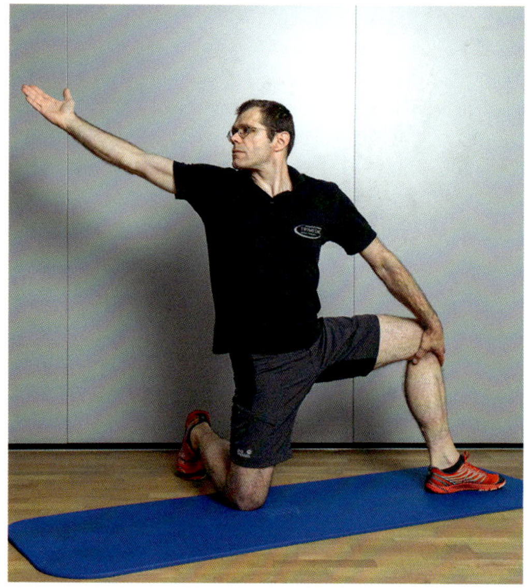

Bild 68: Endposition

Geeignet für	Patienten mit Hüft- und Kniegelenkersatz in der Spätphase, Operationsvorbereitung, Sportler
Kontraindikationen	keine
Ziel der Übung	Dehnung der Hüftbeugemuskulatur
Übungsbeschreibung	Knien Sie sich auf den Boden. Stellen Sie ein Bein im 90°-Winkel neben den Körper. Bewegen Sie nun die obere Hand nach vorne unten Richtung Fuß. Strecken Sie den Arm des aufgestellten Knies nach oben und fixieren Sie mit der Hand des vorne aufgestellten Beins das Kniegelenk, so dass es in der außenrotierten Position bleibt.
Wiederholungen	Halten Sie diese Position für 15 bis 20 sec (5 Durchgänge).

5.7 Spezielle Übungen für Sportler

5.7.1 Good Mornings einbeinig

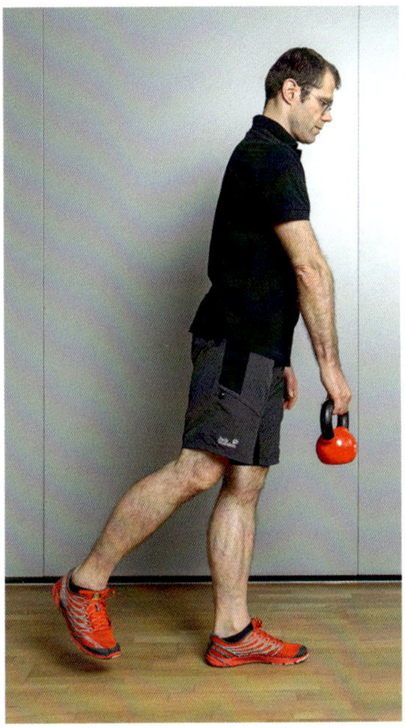

Bild 69: Ausgangsposition

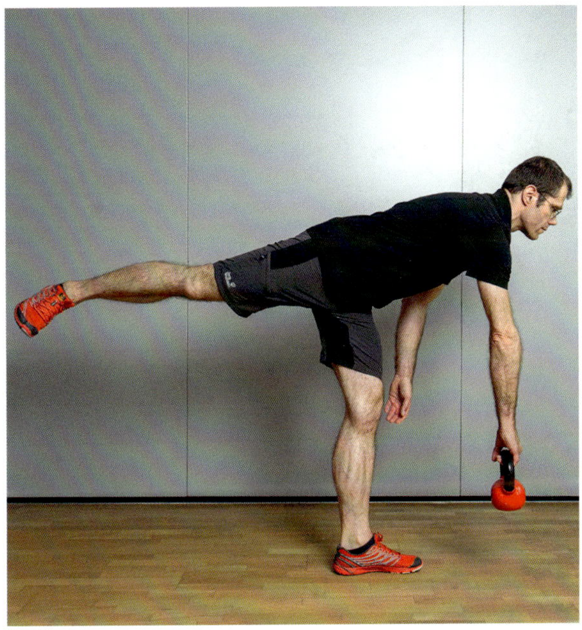

Bild 70: Endposition

Geeignet für	Sportler mit Knie- oder Hüftgelenkersatz
Kontraindikationen	keine
Ziel der Übung	Kräftigung der Bein-, Gesäß- und Rückenmuskulatur
Übungsbeschreibung	Stellen Sie sich auf ein Bein und halten Sie ein Gewicht in der gegenüberliegenden Hand (anfangs 5–10 kg, kann dann gesteigert werden). Bewegen Sie nun das Gewicht Richtung Boden und heben Sie dabei das Spielbein bis zur Waagerechten an. Achten Sie darauf, die Hüfte nicht aufzudrehen. Das aufgestellte Bein ist gestreckt.
Wiederholungen	Führen Sie auf jeder Seite 15 Wiederholungen durch (je 2 Durchgänge).

5.7.2 Kettle Bell Swing

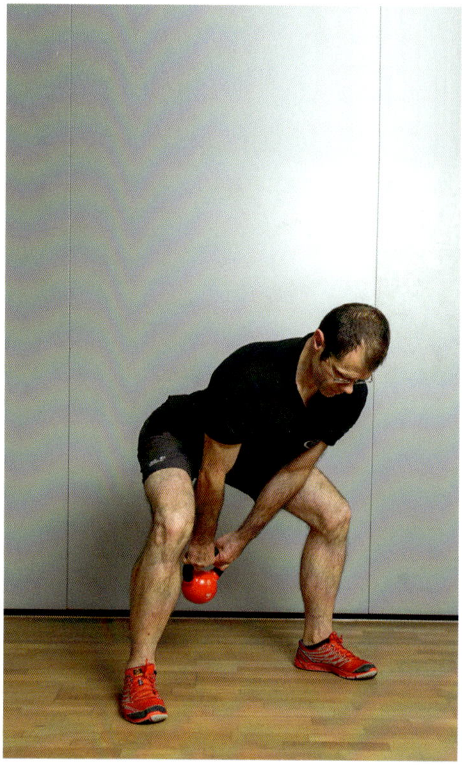

Bild 71: Ausgangsposition

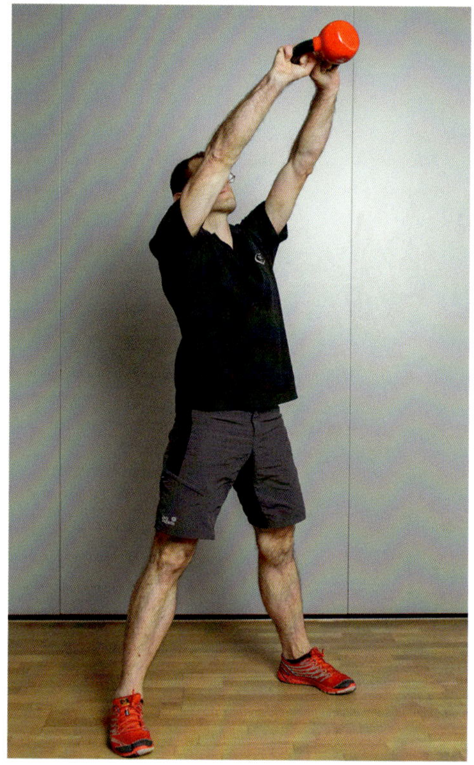

Bild 72: Endposition

Geeignet für	Sportler mit Knie- oder Hüftgelenkersatz
Kontraindikationen	keine
Ziel der Übung	Kräftigung der Bein-, Hüft- und Gesäßmuskulatur
Übungsbeschreibung	Stellen Sie sich in einen hüftbreiten Stand. Halten Sie ein Gewicht in beiden Händen (optimal: Kettle Bell, etwa 10kg). Beginnen Sie mit dem Gewicht zwischen den Beinen. Strecken Sie nun explosiv die Hüfte und Knie und bewegen Sie dabei das Gewicht vor den Kopf. Die Arme bleiben während des gesamten Bewegungsablaufs gestreckt.
Wiederholungen	Führen Sie 15 Wiederholungen durch (3 Durchgänge).

5.7.3 Einbeinige Kniebeuge

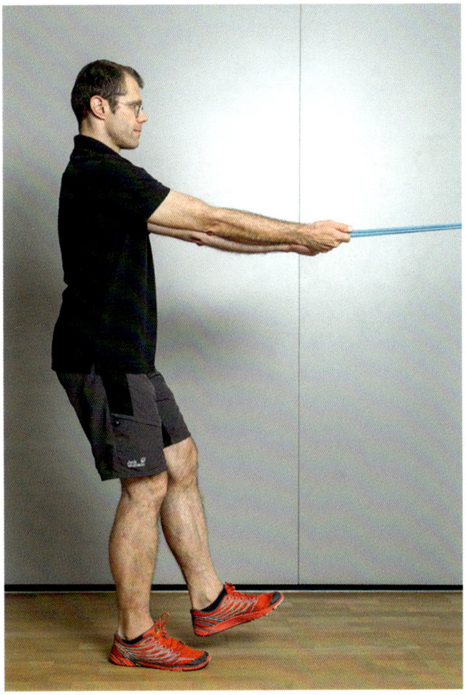

Bild 73: Ausgangsposition

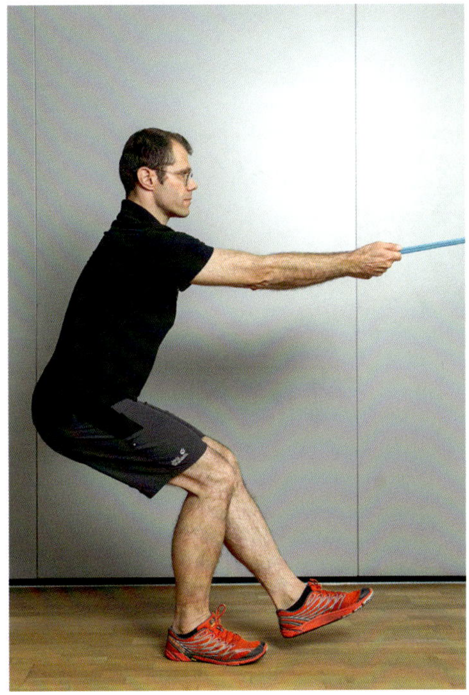

Bild 74: Endposition

Geeignet für	Sportler mit Knie- oder Hüftgelenkersatz
Kontraindikationen	keine
Ziel der Übung	Kräftigung der Beinmuskulatur, Koordination
Übungsbeschreibung	Befestigen Sie ein Seil an einer Türklinke. Stellen Sie sich auf ein Bein und beugen Sie dieses bis zu einem 90°-Winkel. Das Spielbein berührt dabei nicht den Boden. Das Seil dient dem Gleichgewicht – Sie sollten sich nicht an dem Seil nach oben ziehen.
Wiederholungen	Führen Sie auf jeder Seite 15 Wiederholungen durch (je 2 Durchgänge).
Variation	Strecken Sie nicht nur das Bein, sondern springen Sie leicht nach oben.

5.7.4 Seitliche Kniebeuge

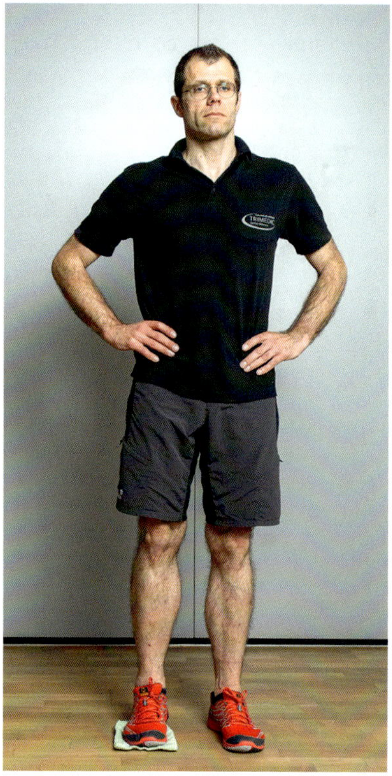

Bild 75: Ausgangsposition

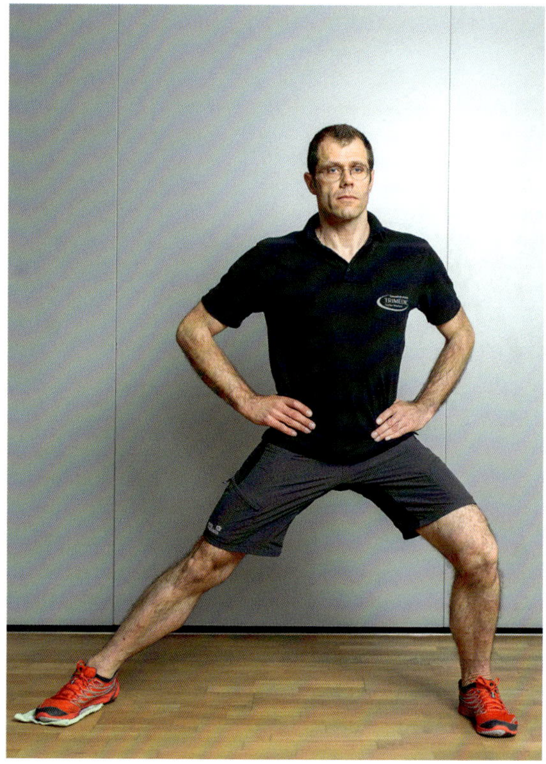

Bild 76: Endposition

Geeignet für Sportler mit Knie- oder Hüftgelenkersatz

Kontraindikationen keine

Ziel der Übung Kräftigung der Beinmuskulatur sowie der Ad- und Abduktoren der Hüfte

Übungsbeschreibung Stellen Sie sich auf einen glatten Untergrund (kein Teppich) und legen ein Tuch oder einen Wischlappen unter einen Fuß. Bewegen Sie nun das Bein auf dem Tuch gestreckt zur Seite, wobei das Standbein bis zu einem Winkel von 90° gebeugt werden sollte.

Wiederholungen Führen Sie auf jeder Seite 15 Wiederholungen durch (je 2 Durchgänge).

5.8 Spezielle Übungen für das Training im Studio

Der durch die Erkrankung zunehmende Bewegungsmangel führt zu einer allgemeinen Reduktion der Leistungsfähigkeit. In einem Fitness-Studio lassen sich die Grundlagenausdauer und damit das Herz-Kreislauf-System auf Fahrrad-Ergometer, Crosstrainer und Laufband gezielt und gelenkschonend aufbauen.
Abgeschwächte und gelenknahe Muskelgruppen können gezielt aufgebaut werden. Beginnen Sie zur Gewöhnung mit leichten Gewichten und vielen Wiederholungen (3 Sätze mit 20 Wiederholungen). So können sich die passiven Strukturen wie Kapseln, Sehnen und Bänder an die Belastungen anpassen. Mit der Zeit (nach etwa 3 Monaten) können Sie die Gewichte steigern und die Wiederholungen reduzieren (3 Sätze mit 10–15 Wiederholungen).

Wärmen Sie sich vor jedem Training 10 Minuten auf, um den Körper auf die bevorstehenden Belastungen vorzubereiten. Gut geeignet ist hierfür ein Fahrradergometer oder das Laufband.

5.8.1 Beinpresse liegend

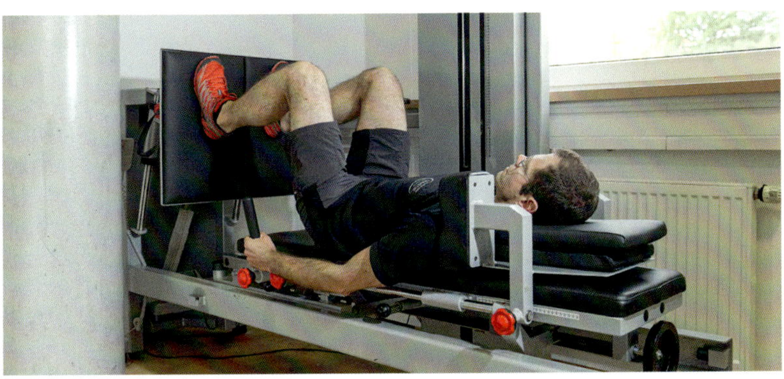

Bild 77

Bewegen Sie sich im Bereich von einer 90°-Beugung im Kniegelenk bis das Knie nahezu gestreckt ist.

Variation

- Führen Sie die Übung beidbeinig oder einbeinig aus.
- Legen Sie eine instabile Unterlage unter die Füße (Kissen, Handtuch, Kreisel etc.).

Hinweis: Sollte die Beinpresse nur sitzend vorhanden sein, können Sie diese nach Knie-Operation trotzdem benutzen. Nach Hüft-Operation sollten Sie mit der sitzenden Beinpresse bis mindestens 12 Wochen nach Operation warten.

5.8.2 Beinstrecker

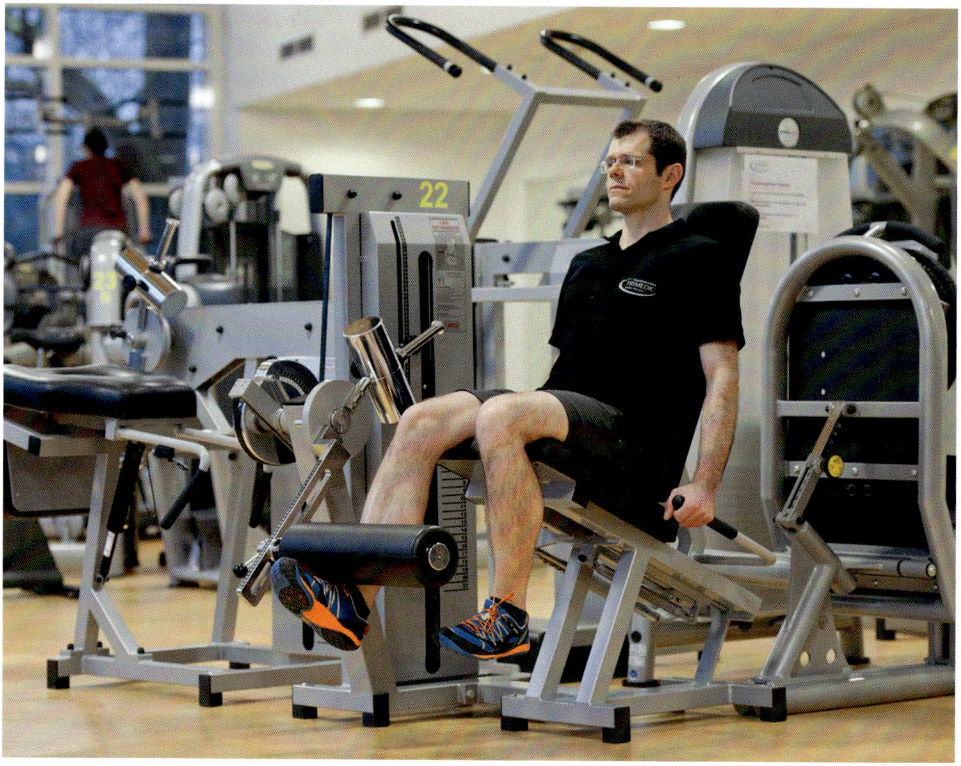

Bild 78: Beinstrecker

- Führen Sie die Beine gegen das Gewicht nach oben. Strecken Sie dabei die Beine nicht ganz durch und führen Sie diese nur so weit nach oben, wie es schmerzfrei möglich ist.
- Lassen Sie sich von einem Trainer beraten, wie der Sitz einzustellen ist. Die Drehachse des Gerätes und die Drehachse Ihres Knies müssen übereinstimmen, um Scherkräfte zu vermeiden.
- Achten Sie bei dieser Übung ganz besonders auf Ihre Befindlichkeit, da beim Beinstrecken große Kräfte im Kniegelenk entstehen. Führen Sie die Übung nur aus, wenn Sie sich dabei wohl fühlen.
- Beginnen Sie mit 25 Wiederholungen und leichtem Gewicht und steigern Sie nur langsam auf höheres Gewicht mit weniger Wiederholungen.

5.8.3 Beinbeuger

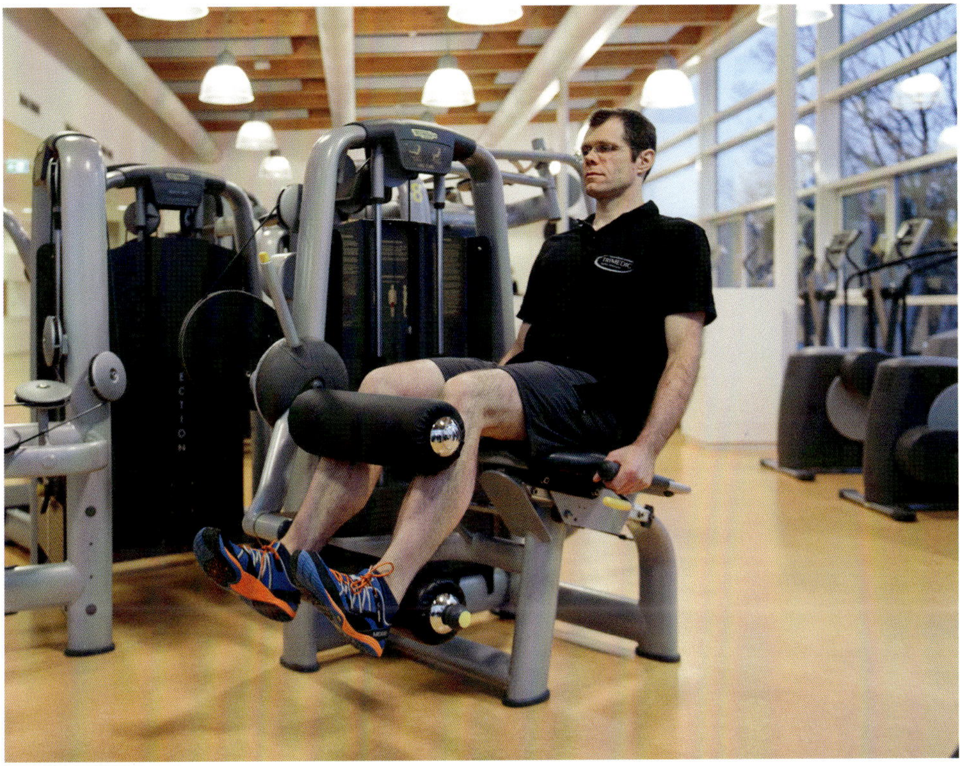

Bild 79: Beinbeuger

Drücken Sie das Gewicht aus einer nahezu gestreckten Position bis zu einer 90°-Beugung im Kniegelenk.

Variation

- Führen Sie die Übung einbeinig durch.

5.8.4 Gesäßtrainer

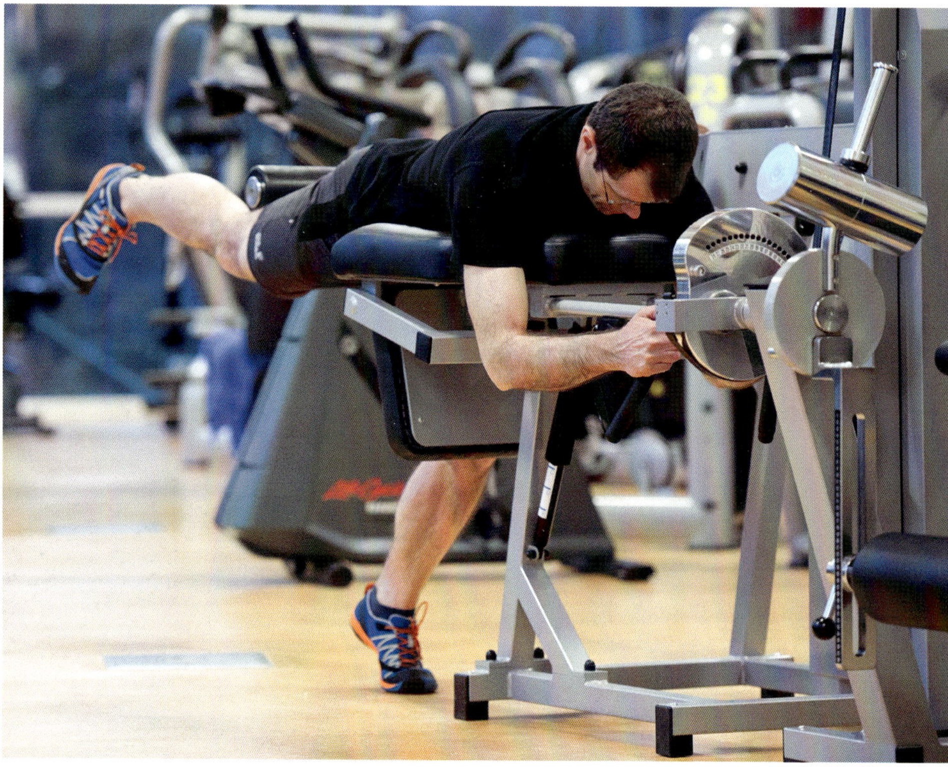

Bild 80: Gesäßtrainer

Führen Sie ein Bein aus der gebeugten Position in die Hüftstreckung. Wiederholen Sie diese Übung auf der anderen Seite.

5.8.5 Abduktion/Adduktion

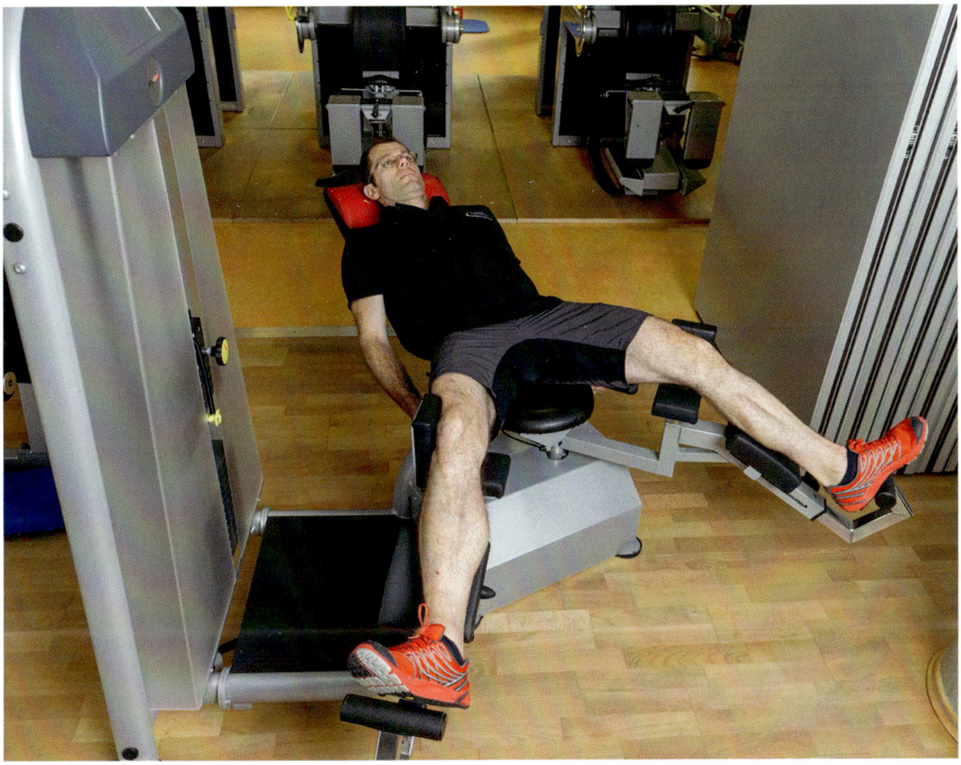

Bild 81: Abduktion/Adduktion

Führen Sie Ihre Beine so weit wie möglich nach außen (Abduktion) bzw. nach innen (Adduktion).

Für Personen mit Hüftgelenkersatz
Beachten Sie den vom Arzt erlaubten Bewegungsumfang!

6 Sport nach Gelenkersatz

Sportliche Aktivität, selbst bei einem hohen sportlichen Aktivitätsniveau, hat keine negativen Auswirkungen auf die Haltbarkeit des künstlichen Gelenks. Dies konnte in verschiedenen Studien belegt werden. Es konnte sogar gezeigt werden, dass die Lockerungsrate bei aktiven Patienten geringer ist als bei Patienten, die sich wenig bewegen (Thorey, 2016).

Dennoch ist es wichtig, auf das individuelle Belastungsempfinden zu achten. Treten nach dem Sport Schmerzen oder Schwellungen auf, sollte die Belastung reduziert werden. Verschwinden Schwellungen und Schmerzen nicht nach spätestens drei Tagen, sollten Sie einen Arzt oder Therapeuten konsultieren.

6.1 Ist Sport nach künstlichem Gelenkersatz möglich?

Die frohe Botschaft lautet: Ja! Sport ist möglich, sportliche Bewegung ist sogar äußerst sinnvoll und notwendig für das operierte Gelenk und seine umgebende Muskulatur.

Das künstliche Gelenk ist in der Regel unmittelbar voll belastbar. Die Rehabilitation betrifft vor allem die Anteile, die bei der Operation verletzt wurden: die Muskulatur und die gelenkstabilisierenden Weichteile. Sobald die Muskulatur aufgebaut ist, die Kapsel und verstärkenden Bandstrukturen rehabilitiert sind und die Koordination des Gelenks geschult ist, kann die sportliche Aktivität wiederaufgenommen werden.

Bereits 6 bis 8 Wochen nach der Operation kann bereits mit Sportarten mit geringer Belastung begonnen werden: Spazierengehen, Walking, Nordic Walking und Wandern in der Ebene sind in der früheren Phase der Rehabilitation möglich.

Nach 12 Wochen ist das Implantat vollständig eingeheilt und Sportarten mit mittlerer Belastung wie Tennis im Doppel oder Golf können theoretisch wieder aufgenommen werden (allerdings nur, wenn diese vorher auch schon ausgeführt wurden!).

Nach ca. 8 Monaten können alle Bewegungen durchgeführt werden: selbst Reiten oder Motorradfahren stellen keine übermäßige Belastung für das Implantat dar. Bitte sprechen Sie die verschiedenen Sportarten jedoch mit Ihrem behandelnden Arzt ab, da es hierbei individuelle Unterschiede geben kann.

6.2 Wann kann ich mit Sport anfangen?

Nach der Operation eines künstlichen Gelenkes

Akute Phase (ca. 8 Tage)

Das künstliche Gelenk ist aus biomechanischer Sicht sofort voll belastbar. Deswegen dürfen Patienten auch am Tag nach der Operation sofort voll auf die operierte Seite auftreten. Die Mobilisation geht rasch: Am zweiten Tag sollte der Stationsflur das Bewegungsziel sein, am dritten Tag geht es auf die Treppen im Krankenhaus. Meist steht am vierten oder fünften Tag ein Ausflug vor die Türen der Klinik an, wenn keine Schwellungen vorliegen.

Frühe Rehabilitation (bis ca. 6 Wochen)

Länger braucht der Aufbau der Muskulatur. Aus diesem Grund ist es sinnvoll, für mindestens sechs Wochen nach der Operation Gehhilfen zu nutzen.
Unterschätzt wird in aller Regel das Training der Koordination und des Gangbildes. Das Gehen muss wieder erlernt und geübt werden. Die meisten Betroffenen haben sich durch die Arthrose über Jahre einen Schongang angeeignet. Dies gilt es „abzutrainieren“ um ein normales Bewegungsmuster zu erreichen.

Späte Rehabilitation (nach ca. 6 Wochen)

Aktivere Bewegungsformen können gestartet werden, wenn die Muskulatur und die neu erlernte Koordination wieder ein normales Gangbild erlauben.
Dies ist bei Kniegelenkersatz in der Regel zwischen der 6. und 12. Woche nach der Operation der Fall. Bei Hüftgelenkersatz und je nach gesundheitlichem Ausgangszustand des Patienten kann diese Zeitspanne individuell sehr unterschiedlich sein und bis zu 6 oder 12 Monaten dauern.

Wann darf ich wieder Sport treiben?

Der Zeitpunkt, wann mit sportlicher Aktivität begonnen werden kann, ist individuell verschieden und hängt von der muskulären Situation, der Genesung der gelenkumgreifenden Weichteile und der Einheilung des künstlichen Gelenks ab.
Eine Grundvoraussetzung ist die muskuläre Stabilisierung des Gelenks: Die Muskulatur sollte so trainiert sein, dass sie das Gelenk in allen Bewegungsrichtungen muskulär stabilisieren und halten kann.
Nach der Operation sind die gelenkumgreifenden Weichteile in einem Reparationsprozess. Mit fortschreitender Reparation nimmt die Belastbarkeit des Gelen-

kes kontinuierlich zu. Wird die Belastbarkeit überschritten, reagiert das Gelenk mit Überwärmung, Schwellung und letzten Endes auch Schmerz.
Mit Hilfe eines Röntgenbildes kann Ihr Orthopäde die Einheilung des Kunstgelenks beurteilen und entscheiden, ob aus seiner Sicht eine Wiederaufnahme der sportlichen Aktivität möglich ist.
Theoretisch können Sie bereits nach 6 Wochen mit Sportarten mit geringer Belastung beginnen: Nordic Walking und Spaziergänge in der Ebene verbessern Kondition, Kraft und Flexibilität. Sportarten mit mittlerer Belastung wie Golf oder Tennis (im Doppel) können theoretisch nach ca. 12 Wochen wieder betrieben werden. Wichtig ist jedoch, dass diese Sportarten auch vorher schon ausgeübt wurden und dass Kondition, Kraft und Gangbild normal sind.

Steigerung der Belastung

Am Ende der frühen Rehabilitation (Reha-Klinik oder ambulante Rehabilitation) können die Gehstützen durch Nordic Walking-Stöcke ersetzt werden. Diese erfordern mehr Koordination, da sie etwas instabiler als Gehstützen sind. Gleichzeitig verbessern sie das Gangbild und bieten eine hervorragende Möglichkeit, das Gangbild dynamischer zu gestalten. Durch den Schwung der Arme wird die gesamte Hilfsmuskulatur aktiviert und ein guter Weg zum schnellen Gehen erreicht.

Beurteilen der Orthopäde, der Therapeut und Sie selbst, dass sowohl muskulär, als auch vom Gangbild her keine Beeinträchtigungen mehr vorliegen, spricht nichts dagegen, langsam wieder in die sportliche Aktivität einzusteigen. Beginnen Sie vorsichtig und achten Sie immer auf die Reaktion des Gelenks. Schmerzen, Schwellung oder Erwärmung sind Zeichen der Überlastung und sollten vermieden werden.

Besonderheiten Hüftgelenk

Beim Hüftgelenk gibt es besondere Vorsichtsmaßnahmen, die ein Auskugeln des Gelenkes verhindern – bestimmte Bewegungen dürfen nicht durchgeführt werden. Dies gilt, bis sich die Kapsel des Hüftgelenkes wieder stabil aufgebaut hat (ca. 3-6 Monate). Meist ist die Hüftbeugung nur auf 90° beschränkt und Bewegungen über der Körpermitte nicht erlaubt (kein Übereinanderschlagen der Beine). Genauere Richtlinien sprechen Sie bitte mir Ihrem Orthopäden oder Operateur ab.

6.3 Kann ich wieder ins Fitness-Studio gehen?

Das Fitnessstudio stellt eine exzellente Möglichkeit dar, Ihr Training fortzusetzen.

Es gelten die gleichen Kriterien wie für die allgemeine sportliche Aktivität. Sowohl Zeitpunkt des Wiederaufgreifens der Aktivität als auch die Art der Übungsformen müssen hiernach ausgewählt werden.

Ein wesentlicher Punkt ist die Beratung im Fitnessstudio. Günstig wäre hier ein Physiotherapeut, der sich auch mit der Nachbehandlung nach künstlichem Gelenkersatz auskennt. Informieren Sie unbedingt Ihren Trainer über Ihr künstliches Gelenk. Bei Fragen steht Ihnen sicher auch Ihr Orthopäde gern mit Rat zur Seite.

Das Fitness-Studio stellt eine optimale Lösung dar, gezielt die Muskulatur zu trainieren und Bewegungen in kontrollierter Form zu üben.

Laufband

Auf dem Laufband kann das Gangbild unter kontrollierten Bedingungen trainiert werden (gleichbleibende Geschwindigkeit, keine Stolperfallen, eventuell Spiegel zur Kontrolle des Gangbildes). Die Holme zum Festhalten ermöglichen frühzeitig, auf Gehstützen zu verzichten. Nach und nach können die Holme losgelassen werden. Durch eine Variation der Steigung können Sie sich auf die nächste Bergwanderung vorbereiten.

Koordination

Das Training der Koordination stellt in dieser Phase die größte Herausforderung dar. Die Koordination ist wichtig für die Gangsicherheit, die Funktionsfähigkeit im Alltag und als Vorbereitung auf sportliche Belastungen. In einem Studio bieten sich vielfältige Möglichkeiten, auf wackligen Unterlagen die Balancefähigkeit unter höchstmöglicher Sicherheit zu verbessern.
Spezielle Übungen, die bei Gelenkersatz für ein Fitnesstraining empfohlen werden können, finden Sie in Kapitel 5.8.

7 Geeignete Sportarten und Adaptationen bei Gelenkersatz

7.1 Prinzipien von Sport bei Gelenkersatz

Nach einem künstlichen Hüft- oder Kniegelenk ist es durchaus möglich, sich weiterhin sportlich aktiv zu betätigen.

Das künstliche Gelenk kann natürlich nicht die Belastbarkeit eines gesunden Gelenks eines 20-Jährigen erreichen, erlaubt jedoch mehr Bewegung und Aktivität, als man zunächst von einem „Ersatzgelenk" erwartet.

Die Grundprinzipien, die für sportliche Aktivitäten mit Arthrose gelten, besitzen auch für das Leben mit einem künstlichen Gelenk Gültigkeit:

Viel Bewegung – wenig Belastung

Für die Wiederaufnahme einer sportlichen Aktivität nach der Prothesen-Operation gelten folgende Voraussetzungen. Diese müssen ggf. mit dem Operateur oder Physiotherapeuten abgesprochen werden:

Tabelle 1: Voraussetzungen zur Sportfähigkeit und eigene Beurteilung (mod. nach Cassel et al., 2017; Diemer et al., 2007)

Voraussetzungen zur Sportfähigkeit	Sind diese Voraussetzungen erfüllt?
Optimale Wundheilung	JA/NEIN
Prothesenimplantation 3–6 Monate zurückliegend	JA/NEIN
Radiologischer Befund: Röntgenaufnahmen unauffällig, Prothese stabil verankert	JA/NEIN
Keine prothesenbedingte Ruhe- oder Belastungsschmerzen	JA/NEIN
Gelenkstabilität ist ausreichend vorhanden	JA/NEIN
Angemessener Bewegungsumfang	JA/NEIN
Funktionelles Gangbild (kein Hinken, keine Gehilfen)	JA/NEIN

Können Sie alle Fragen mit JA beantworten, dann können Sie mit der sportlichen Aktivität starten. Sind noch ein paar NEINs dabei, sollten Sie unbedingt Rücksprache mit Ihrem Operateur oder Arzt halten, bevor Sie mit der sportlichen Aktivität beginnen. Wir empfehlen grundsätzlich allen Patienten eine individuelle Absprache mit dem Operateur oder behandelnden Arzt, bevor mit sportlicher Aktivität begonnen wird.

Die limitierenden Faktoren bei einer Prothese sind die Haltbarkeit und die Lockerungsraten. Ziele einer Prothesenversorgung sind heutzutage neben der Schmerzreduktion und Bewegungsgewinnung auch eine Steigerung der Lebensqualität und Mobilität im Alltag, wobei auch regelmäßige sportliche Aktivität mit dazu gehört (Bohnsack, 2015). Dank der materiellen Verbesserungen und der individuelleren Anpassung der Prothese wird dies immer einfacher.

Jeder kann aber auch für sich selbst etwas für die Prothesenhaltbarkeit tun: Ein gewisses Maß an Bewegung ist äußert sinnvoll, um die Knochenstrukturen aufrechtzuerhalten, die Verknüpfung zwischen Knochen und Orthese zu stärken und die Lebenserwartung der Prothese zu verlängern (Diemer et al., 2007).

Für die Aufnahme einer Sportart nach Gelenkersatz sind folgende Aspekte wichtig.

Tabelle 2: Wichtige Aspekte der Wiederaufnahme bei sportlicher Aktivität (mod. nach Cassel et al., 2017; Simmel et al., 2008)

Aspekte der Wiederaufnahme von sportlicher Aktivität
Betroffenes Gelenk
Gewählte OP-Technik
Implantierte Materialien
Verletzungs- und Luxationsrisiko (z. B. periprothetische Fraktur)
Implantatlockerung und Verschleiß
Körperliche Belastbarkeit des Patienten
Vorwissen von Arzt und Patient zur Beurteilung sportartspezifischer Gelenkbelastung
Sportliche Vorerfahrung des Patienten und Trainingszustand (Technik)
Begleiterkrankungen
Risiko-Nutzen-Abwägung sportlicher Belastungen
Individuelle Belastungsdosierung (Intensität, ggf. Hilfsmittelnutzung, Regeländerung, kein Wettkampf)

Grundlegend für die Auswahl der Sportart sind das betroffene Gelenk, die gewählte OP-Technik und die implantierten Materialien. Darüber hinaus ist das Verletzungsrisiko wichtig, das bei bestimmten Sportarten möglicherweise vermehrt auftritt, dies betrifft vor allem Sportarten mit hohen Belastungsspitzen und Sportarten mit viel Dreh-, Stoß- und Scherbelastungen. Das kann dann auch Auswirkungen auf die Lockerungsrate des Implantats haben. Vermehrte Aktivität durch höhere Belastungsspitzen führt nicht zwangsläufig zu einem Implantatversagen, vor allem wenn bereits ausreichende Vorerfahrungen vorliegen, jedoch wird davon eher abgeraten (Cassel et al., 2017). So zeigen Untersuchungen, dass Personen, die bereits vor der Operation eine Sportart ausgeführt haben, diese in der Regel auch nach der Operation gut durchführen können. Das Erlernen neuer, technisch anspruchsvoller Sportarten nach einer Operation ist nicht zu empfehlen, da die Bewegungstechnik erst erlernt werden muss und dadurch unkoordinierte Bewegungen und höhere Belastungen der Prothese entstehen.

Vor der Aufnahme einer sportlichen Aktivität gilt es immer die entsprechende Gelenkbelastung näher anzuschauen und den Nutzen (z. B. erhöhte Lebensqualität, Reduktion von Begleiterscheinungen wie Übergewicht und Herz-Kreislauf-Erkrankungen) und das Risiko (Verletzungsrate, vermehrte Nutzung und Abrieb der Prothese, Beschwerden) abzuwägen. Die Entscheidung, eine Sportart aufzunehmen, ist individuell sehr unterschiedlich und hängt von vielen verschiedenen Faktoren ab (siehe oben), für die sich jeder Patient individuell in Absprache mit dem behandelnden Arzt entscheiden sollte. Eine generelle Empfehlung auch der Fachgesellschaften gilt nur für die Vermeidung der „High-Impact"-Belastungen.

Für die Aufnahme einer Sportart sind folgende Kontraindikationen unbedingt zu beachten (Cassel et al., 2017; Diemer et al., 2007):

Tabelle 3: Kontraindikationen für sportliche Aktivität

Kontraindikationen für sportliche Aktivität
Infektionen
Gelenkinstabilitäten
Lockerungszeichen der Prothese
Korrektur und Nachoperationen der Prothese
Muskuläre Insuffizienz, also schlechte Koordination und Qualität der Bewegung
Starke Adipositas
Begleiterkrankungen

Diese Kontraindikationen sind nicht von vorneherein als Ausschlusskriterien zu betrachten, jedoch sollte beim Vorliegen einer dieser Kriterien besonders behutsam mit der Auswahl der Sportart und der entsprechenden Belastung und Intensität vorgegangen werden.

7.2 Welcher Sport ist für mich geeignet?

Die Prothese muss nach der Operation unterschiedlichen Belastungen standhalten, die sowohl im Alltag als auch bei sportlichen Aktivitäten erhöht sind.
Hierfür werden nachfolgend die unterschiedlichen Spitzenbelastungen pro Kilogramm Körpergewicht auf das Knie- und Hüftgelenk dargestellt. Diese Angaben dienen lediglich zur Orientierung und können erhebliche individuelle Unterschiede aufweisen.

Tabelle 4: Gelenkbelastung bei Prothesenträgern während unterschiedlicher Aktivität (mod. nach Buza, 2013; aus Cassel et al., 2017)

Gelenke	Aktivität	Spitzenbelastungsfaktor pro Kg Körpergewicht
Hüftgelenk	Gehen (1–5 km/h)	2,5 – 4,8
	Laufen	4,8 – 5,2
	Stolpern	5,5 – 8,7
	Ski Alpin	4,1 – 7,8
	Ski-Langlauf	4,0 – 4,6
Kniegelenk	Gehen (1–6 km/h)	2,1 – 2,8
	Laufen (8 km/h)	3,6
	Radfahren	1
	Rudern	0,9
	Cross-Trainer	2,2
	Golf	3,0 – 4,4
	Tennis	3,5 – 4,0

Schon beim einfachen Gehen wirkt bereits das 2- bis 3-fache des Körpergewichts als Belastung auf die Gelenke. Golf und Tennis liegen deutlich höher mit dem 5,5-fachen Körpergewicht und Ski Alpin zeigt den höchsten Belastungsfaktor mit dem bis zu 8,7-fachen Körpergewicht an. Vorerfahrungen wirken sich positiv auf die Belastung aus, sodass erfahrene Sportler immer geringere Belastungswerte als unerfahrene Sportler aufweisen.

64 bis 80% aller Patienten, die vor der Operation aktiv waren, sind dies auch nach der Operation, wobei zumeist ein Rückgang der Intensität und ein Wechsel zu

eher moderaten Sportarten wie Walking, Golfen und Aquajogging zu beobachten ist (Cassel et al., 2017; Simmel et al., 2008). Einige Untersuchungen stellen fest, dass Patienten mit einer Knie-Prothese ihr ursprüngliches Aktivitätslevel beibehalten oder sogar noch erhöhen (Hepperger et al., 2016).

Die häufigsten Sportarten nach einem Gelenkersatz sind Schwimmen, Radfahren, Wandern und Ski Alpin und Skilanglauf im Winter. Gründe für die Vermeidung sportlicher Aktivitäten sind vor allem die Angst vor Auskugeln, Bewegungseinschränkungen oder Schmerzen und die Vermeidung von Verschleiß. Weniger häufige Gründe sind das Anraten des Operateurs oder die verminderte altersbedingte Fitness (Cassel et al., 2017; Simmel et al., 2008)

Nach einem Gelenkersatz gelten für die Wiederaufnahme einer Sportart folgende Empfehlungen:

Tabelle 5: Empfehlungen für Sportarten nach Gelenkersatz (mod. aus Cassel et al., 2017; Diemer et al., 2007; Simmel et al., 2008; Bohnsack, 2015)

Empfehlenswert	Eingeschränkt empfehlenswert	Nicht empfehlenswert
Aerobic (Ohne Sprünge)	Aerobic (Mit Sprüngen)	Badminton
Aquajogging	Ballett	Baseball*
Bergwandern	Bowling	Basketball
Bowling	Eislaufen	Boxen
Darts	Fechten**	Fußball
Ergometertraining*	Golf**	Fechten
Golf*	Gewichtheben*	Gewichtheben
Gymnastik (Individuell)	Inline-Skating	Handball
Kegeln	Kanu**	Hockey
Krafttraining (angeleitet)	Krafttraining (Selbstständig)	Klettern
Laufen (Laufband)*	Laufen/Joggen	Kontaktsportarten
Radfahren (Ergometer)	Pilates*	Lacrosse**
Reiten	Segeln	Leichtathletik
Rudern	Ski Alpin	Mountainbiking
Schwimmen (Kraul)	Ski Langlauf**	Snowboarding*
Schießsport**	Schlittschuhlaufen	Squash
Tennis (Doppel)*	Tennis (Einzel)*	Tennis (Einzel)**
Tanzen	Tennis (Doppel)**	Turnen
Tauchen	Tischtennis	Wasserski
(Nordic)-Walking		Volleyball
Wandern*		Kampfsportarten

* Nur Hüftgelenk ** Nur Kniegelenk

Für das Hüftgelenk wird generell von Sportarten abgeraten mit:

- wiederkehrenden Sprüngen (Joggen, Basketball, Volleyball),
- hohen dynamischen Belastungen durch Gegnerkontakt (Fuß- und Handball),
- hohem Sturzrisiko (alpiner Skisport, Klettern).

Sportarten mit gleichmäßiger Belastung (wie z. B. Radfahren) werden hingegen sehr empfohlen.

Für das Kniegelenk wird generell von Sportarten abgeraten mit:

- Sprüngen (Joggen, Basketball, Volleyball),
- hoher Dynamik in der Rotation (Handball, Fußball),
- starker Beugung der Kniegelenke (Gewichtheben, Kampfsportarten).

Diese Übersicht ist nur eine pauschale Empfehlung, da die Ratschläge nicht allgemein gelten können. Eine individuelle Beratung ist immer notwendig.

7.3 Adaptationen der Sportarten an die Belastungen

Die am häufigsten durchgeführten Sportarten in Deutschland sind: Fußball, Tennis, Golf, Wandern, Walking, Joggen bzw. Laufen und Schwimmen. Diese sieben Sportarten werden im Folgenden hinsichtlich ihrer Eignung für Patienten nach einer Totalendoprothese des Knie- und/oder Hüftgelenks näher betrachtet.

Geringe Belastung auf Knie- und Hüftgelenke	Mäßige Belastung auf Knie- und Hüftgelenke	Deutliche Belastung auf Knie- und Hüftgelenke
Radfahren	Golf	Tennis (Einzel)
Schwimmen (Kraul)	Tennis (Doppel)	Fußball
Wandern		Joggen (Weicher Waldboden)
Walking		

Sportarten mit geringer Belastung auf Knie- und Hüftgelenke sind deshalb so ideal, weil sie runde, gleichmäßige und rhythmische Bewegungen anbieten, meist sogar in entlastenden Positionen (Sitzen oder Wasserdruck).

Auch Golf und Tennis können mit einer Hüft-TEP durchgeführt werden, jedoch müssen hier leichte Technikanpassungen erfolgen. Fußball und Joggen sind für Patienten mit künstlichem Knie- oder Hüftgelenk eher ungeeignet, wobei hier auf die Vorerfahrungen und auch auf die Bodenbeschaffenheiten geachtet werden sollte. Dann können diese Sportarten dennoch geeignet sein.

Besonders wichtig ist es, die gelenkumgebende Muskulatur ausreichend zu trainieren. Im Anschluss an das Training muss die Gelenkreaktion sorgfältig beobachtet werden. Bei Auftreten von Schmerzen oder Reizungen müssen Pausen eingelegt werden. Bleibt die Reizsituation länger als zwei Tage bestehen und wiederholt sich dies nach mehreren Trainingseinheiten, kann dieser Sport nicht mehr ausgeübt werden und es sollte nach einer sanfteren Alternative gesucht werden.

7.3.1 Sportarten mit geringer Belastung auf Knie- und Hüftgelenke

Belastungsreduktion beim Radfahren

Die gleichmäßigen, zyklischen Belastungen mit Belastungsreduktion durch die sitzende Position sind optimal für den Nährstoffaustausch im Knie- und Hüftgelenk. Zum Starten sind zu Beginn zwar größere Kräfte aufzuwenden, diese reduzieren sich jedoch deutlich, wenn man erst einmal in Fahrt kommt (Diemer et al., 2007).

Folgende Punkte sollten Sie beachten:

- Bevorzugen Sie Strecken im ebenen Gelände.
- Meiden Sie bergige Strecken. Sollte doch ein kleiner Hügel oder eine Autobahnbrücke auf Ihrem Weg liegen, steigen Sie ab und gehen Sie die Steigung nach oben.
- Treten Sie mit höherer Frequenz und geringerem Widerstand: Lieber schneller im leichten Gang als langsam in einem schweren Gang.

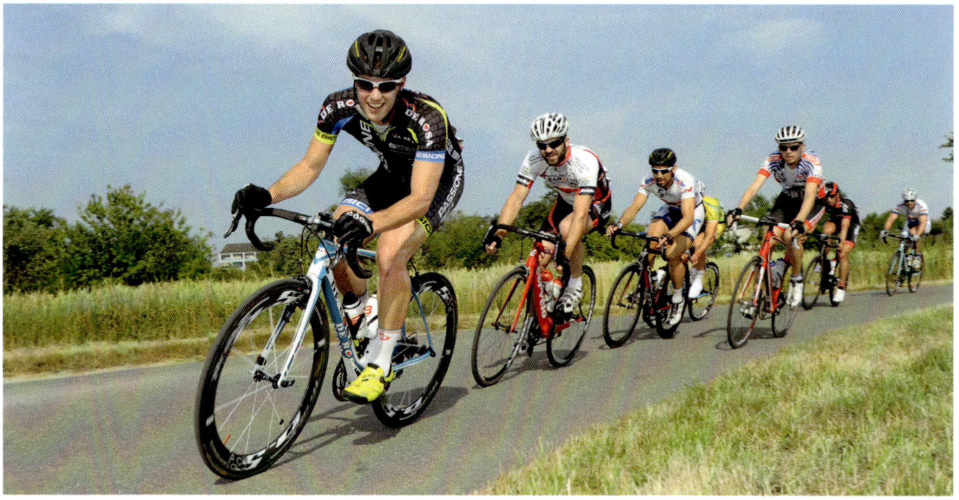

Bild 82: Radfahren bei Gelenkersatz *GES-Sportfoto*

Ist die allgemeine körperliche Belastungsfähigkeit reduziert, stellen E-Bikes gute Alternativen dar. Gerade an einem Hügel oder in bergigem Gelände bieten diese Räder eine Entlastung der Gelenke. Die Unterstützung des Motors sollte jedoch so weit wie möglich reduziert werden, da nur durch aktives Treten in die Pedale eine Anpassung der Muskulatur und des Herz-Kreislauf-Systems erfolgen.

Belastungsreduktion beim Schwimmen

Bewegung im Wasser wird besonders von Menschen mit künstlichem Knie- oder Hüftgelenk als wohltuend empfunden. Der Auftrieb des Wassers vermindert deutlich die Belastung der Gelenke. Auch Sehnen, Bänder und die Wirbelsäule werden geschont, die Beweglichkeit verbessert und die Muskeln gelockert. Die Bewegung gegen den Wasserwiderstand stärkt alle Muskeln. Durch die massierende Wirkung werden Haut, Bindegewebe und Muskulatur besser durchblutet. Eine höhere Wassertemperatur von etwa 28°C trägt zusätzlich zum positiven Empfinden bei. Mit einer Knieprothese können Sie im Laufe der Rehabilitation rasch wieder schwimmen.

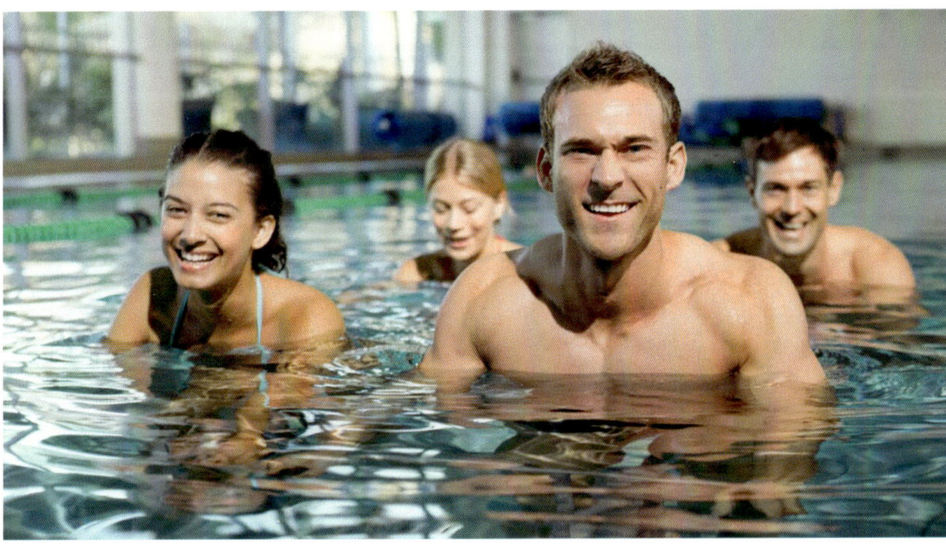

Bild 83: Schwimmen bei Gelenkersatz *wavebreakmedia/shutterstock*

Folgende Punkte sollten Sie beachten:

- Brustschwimmen oder Rückenschwimmen mit Brustbeinschlag sind aufgrund der Spreizbewegung der Beine und Rotation im Kniegelenk vor allem am Anfang nicht zu empfehlen. Besser geeignet ist der Kraulbeinschlag. Beim Brustschwimmen kommt es in der Beinbewegung zu einer gewissen Belastung des Innenbandes des Knies, die häufig erst viel später toleriert wird.

- Bitte achten Sie auch im Wasser auf die kritischen Bewegungen, die vermieden werden sollen. Gerade im Wasser wird am Anfang durch die erleichterte Bewegung und das verringerte Eigengewicht das Bewegungsausmaß unterschätzt. Später ist Schwimmen dann wieder wie vor der Operation möglich.
- Besonders geeignet sind Wassergymnastik, Aquajogging und Aquacycling. Sie werden von nahezu jedem Schwimmbad als Kurse in Gruppen angeboten.

Belastungsreduktion beim Wandern

Wandern in der Natur trägt sehr zur Steigerung des allgemeinen Wohlbefindens bei. Zu empfehlen ist das Wandern in der Ebene, vor allem auf weichen Waldböden. Beim Wandern in den Bergen sollten durch Wanderstöcke die auftretenden Belastungen v. a. beim Bergabgehen gedämpft werden. Zusätzlich bieten die Stöcke auch Sicherheit beim Gehen auf unebenem Gelände.

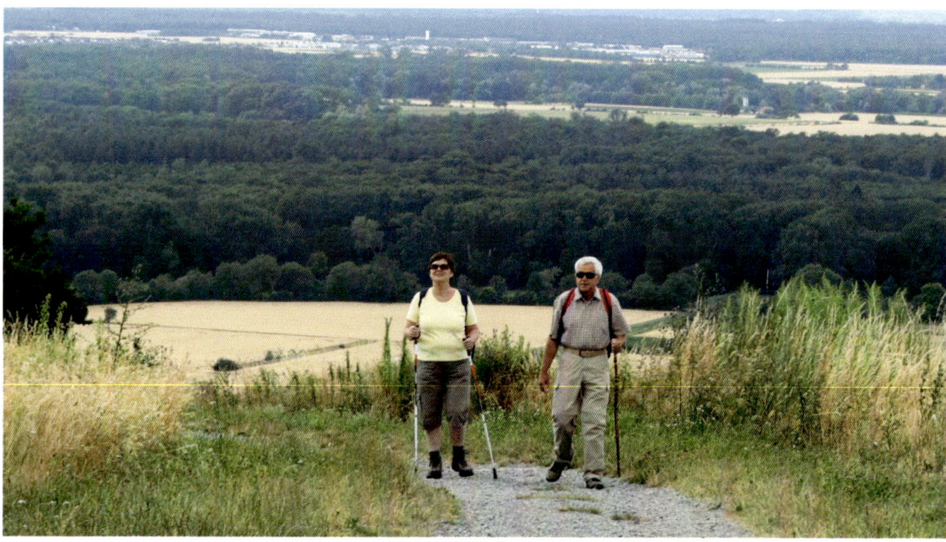

Bild 84: Wandern bei Gelenkersatz

Folgende Punkte sollten Sie beachten:
- Mit Hilfe von geeignetem, höherem Schuhwerk mit weicher, puffernder Sohle wird die Belastung der Gelenke reduziert und das Sprunggelenk stabilisiert.
- Beginnen Sie langsam in der Ebene. Fangen Sie zunächst mit einer Wandertour von ein bis zwei Stunden an und beobachten Sie danach die Reaktion Ihres Gelenks. Zeigt sich keine Reaktion wie Schwellung, Erwärmung oder Schmerz, können Sie beim nächsten Mal die Wanderzeit erhöhen. Gehen Sie erst später steilere Bergtouren.
- Bergab empfiehlt es sich, die Seilbahn zu nutzen.

Belastungsreduktion beim Walking

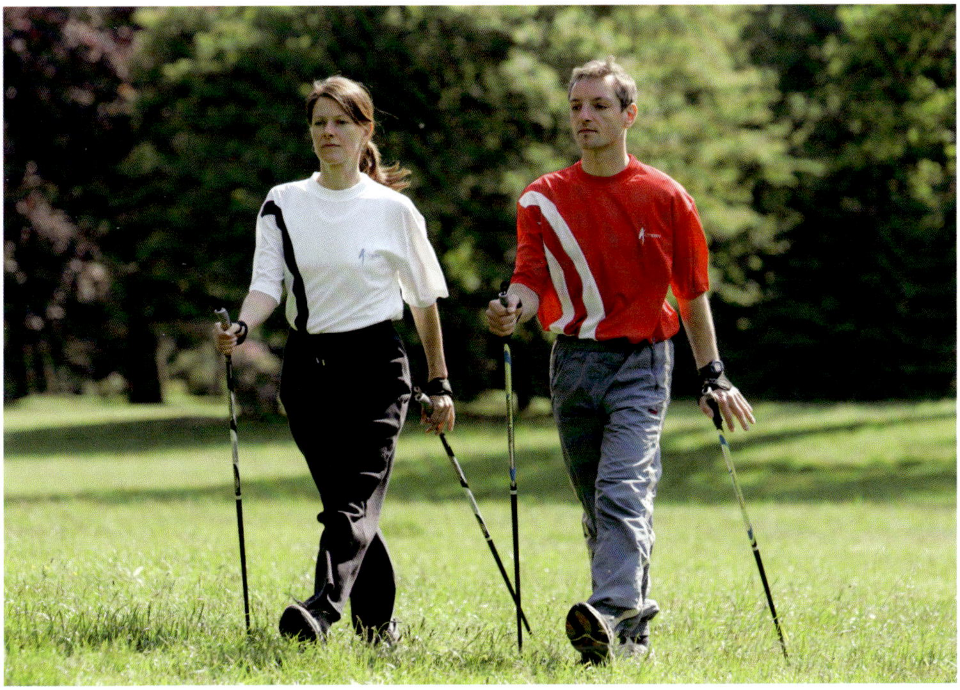

Bild 85: Walking/Nordic Walking bei Gelenkersatz *GES-Sportfoto*

Eine richtig ausgeführte Grundtechnik ist unerlässlich, um positive Auswirkungen auf die Gelenke zu verspüren. Besonders einfach lässt sich die A.L.F.A.-Technik erlernen, die von der International Nordic Fitness Organisation (INFO) entwickelt wurde. Sie dient dazu, Körperhaltung, Stockeinsatz und Bewegungskoordination zu verbessern.

Die 4 Grundmerkmale der A.L.F.A.-Technik sind:

A – Aufrechte Körperhaltung

L – langer Arm

F – flacher Stock

A – Angepasste Schrittlänge

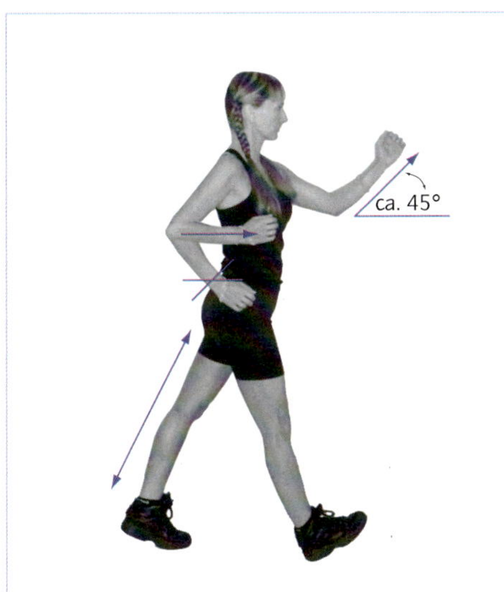

Bild 86: Körperhaltung beim Walken (Buchbauer & Kling, 2007)

Folgende Punkte sollten Sie beachten:
- Achten Sie auf die richtige Technik beim Walking. Sportvereine und Volkshochschulen bieten jederzeit Nordic Walking-Kurse an.
- Gutes Schuhwerk mit puffernden Sohlen reduziert die Belastung auf die Gelenke.
- Beginnen Sie langsam. Walken Sie zunächst 20–30 Minuten und beobachten Sie, wie Ihr Gelenk auf die Belastungen reagiert.
- Passen Sie die Geschwindigkeit Ihren individuellen Fähigkeiten an.
- Auch Männer können sich an die Sportart Walken herantrauen, am besten in einer Gruppe oder mit der Partnerin.

7.3.2 Sportarten mit mäßiger Belastung auf Knie- und Hüftgelenke

Belastungsreduktion beim Tennis

Tennis ist aufgrund der vielen schnellen Richtungs- und Tempowechsel und abrupten Stopps (Stop-and-Go-Belastungen) vom Deutschen Sportärzteverband als eine eher ungeeignete Sportart bei Knie- und Hüftprothesen eingeordnet. Dennoch gibt es auch hier viele Modifikationen, welche die Belastung auf die Gelenke reduzieren und diesen Sport auch mit Gelenkersatz des Knies oder der Hüfte möglich machen. Wenn es gelingt, die Belastung dem Gelenkersatz anzupassen, die Bewegungen rund und rhythmisch zu gestalten, kann Tennis auch bei Gelenkersatz möglich sein. Dies gelingt natürlich deutlich leichter, wenn bereits vor dem Gelenkersatz ein sehr harmonischer Bewegungsablauf erlernt wurde.

Die größte Gelenkbelastung wird durch den Boden bestimmt. Ein Hartplatz stellt die größte Herausforderung für die Gelenke dar, gefolgt von der Halle (je nach Bauart) und Gras. Am günstigsten für die Gelenke ist der in Europa favorisierte Sandplatz, da hier die Stoßbelastungen beim Auftritt und Richtungswechsel deutlich reduziert sind. Gleichzeitig verringert kontrolliertes Rutschen die erhöhte Belastung, welche beim Stoppen auf die Kniegelenke wirkt.

Durch eine Veränderung des Spielfeldes auf ein kleineres Feld können die gelenkbelastenden Bewegungen reduziert werden. Beim sogenannten Tennis Motion werden die ersten beiden Meter direkt hinter dem Netz als Tabuzone erklärt. So werden einerseits die extremen Laufwege, Richtungswechsel und Stopps stark vermindert und andererseits dadurch die Belastung auf die Gelenke reduziert.

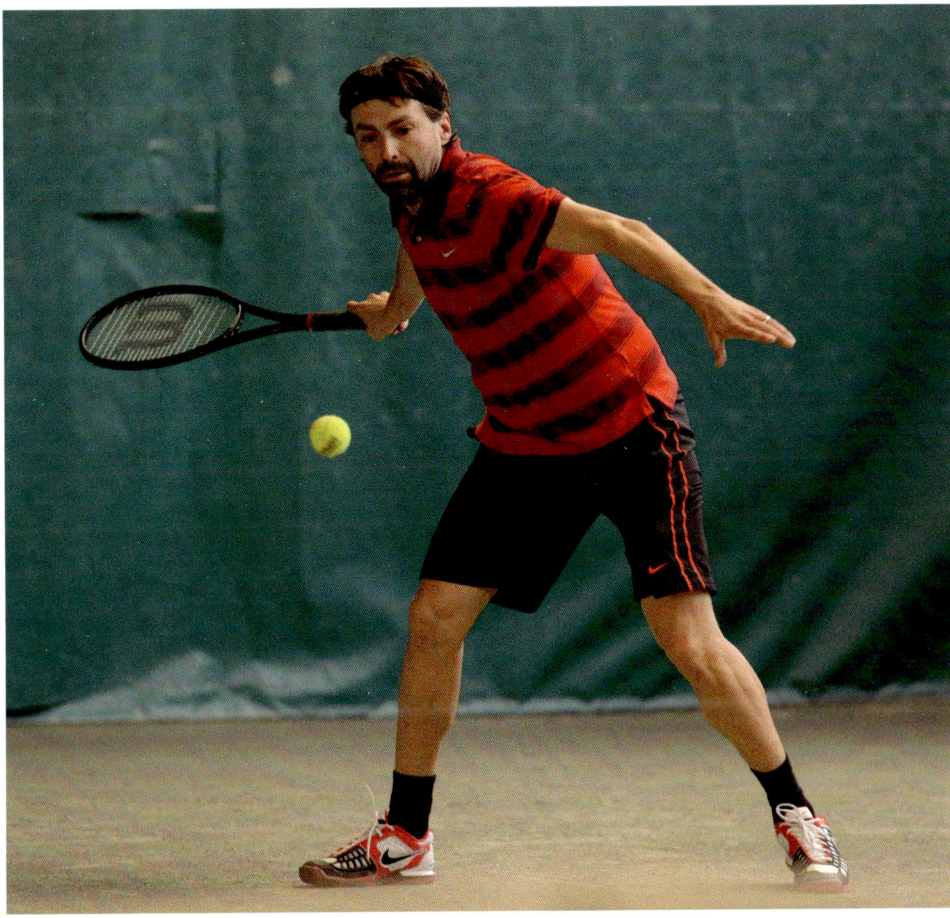

Bild 87: Tennis bei Gelenkersatz *GES-Sportfoto*

Die Technik muss mit Rücksicht auf das künstliche Gelenk angepasst werden. Abrupte Stopps, tiefe Kniebewegungen und Rotationsbewegungen des Kniegelenks sollten aus Rücksicht auf das Kunstgelenk vermieden werden. Die Technik sollte von Schlag- auf Schwung-Technik umgestellt werden, da sich dadurch die Belastungen in den Gelenken reduzieren.

Spielen im Doppel reduziert die Laufwege und das abrupte Bremsen/Beschleunigen.

Auch das Training selbst kann an die veränderten Bedingungen angepasst werden. Dazu eignen sich vor allem rhythmische, gleichmäßige Bewegungen mit Hilfe einer Ballmaschine, wobei bestimmte Muskelgruppen wie z. B. die Beinmuskulatur besonders trainiert werden.

Wie beim Golf ist auch beim Tennis auf eine ausgleichende Funktionsgymnastik zu achten, welche die Beweglichkeit der Brustwirbelsäule sowie eine Kräftigung der Bein- und Rumpfmuskulatur beinhaltet.

Folgende Punkte sollten Sie beachten:

- Einen speziellen Prothesen-Schuh für den Tennissport gibt es bis dato nicht. Zu achten ist auf eine gute Fassung des Fußes im Fersenbereich. Der Aufbau der Sohle soll einen dämpfenden Charakter haben. Hierdurch wird die Stoßbelastung der Gelenke erheblich reduziert. Die Dämpfung darf jedoch die Stabilität des Fußes bei den Richtungswechseln nicht beeinträchtigen. Hier ist also ein Kompromiss zu finden.
- „Schwung nicht Schlag" heißt die oberste Devise. Spielen Sie mit runden und rhythmischen Bewegungen statt mit Kraft.
- Vermeiden Sie tiefe Kniebeugungen. Durch ein leichtes Absinken des Schlägerkopfes kann eine starke Kniebeugung vermieden werden und gleichzeitig dennoch gut unter den Ball gekommen werden.
- Vermeiden Sie Rotationen und Drehbelastungen. Bauen Sie die Hauptdrehung aus der Brustwirbelsäule auf und halten Sie Knie und Rumpf stabil.

Belastungsreduktion beim Golf

Nach einer gelungenen Operation und ausreichenden Rehabilitations- und Aufbauphase kann einem Golfspieler die Sportausübung empfohlen werden. Die Vorerfahrung ist in dieser Sportart sehr wichtig, da sonst zu große Scher-Kräfte und Belastungen auf das neue Gelenk auftreten können.

Beim Golf geht man während eines Spiels lange Strecken von bis zu 7 Kilometern auf weichem Gras. Gehen ist eine sehr geeignete Bewegungsform, da keine hohen Stoßbelastungen auftreten. Zudem kann der Schläger beim Gehen als Stütze wie ein Spazierstock eingesetzt werden, was wiederum zu einer Entlastung der Knie- und Hüftgelenke führt. Das Verletzungsrisiko beim Gehen ist minimal.

Das Schwingen des Schlägers hingegen führt zu unerwünschten Rotationen und starken Drehkräften im Kniegelenk. Zusätzlich werden die Gelenke seitendifferent belastet, sodass ein Hüftgelenk eher in eine Innenrotation, das andere in eine Außenrotation gebracht wird. Auch das Knie wird seitendifferent belastet (Innenrotation bzw. Außenrotation). Sind körperliche Verfassung und Beweglichkeit in der Wirbelsäule ausreichend vorhanden, können die Rotationen teilweise über den Rumpf kompensiert, und damit die Belastung auf Knie und Hüfte reduziert werden. Liegt jedoch zusätzlich zu den Knie- oder Hüftproblemen eine verminderte Beweglichkeit der Brustwirbelsäule vor, muss die fehlende Beweglichkeit bei Drehungen von der Knie- und Hüftachse kompensiert werden. Dies hat zur Folge,

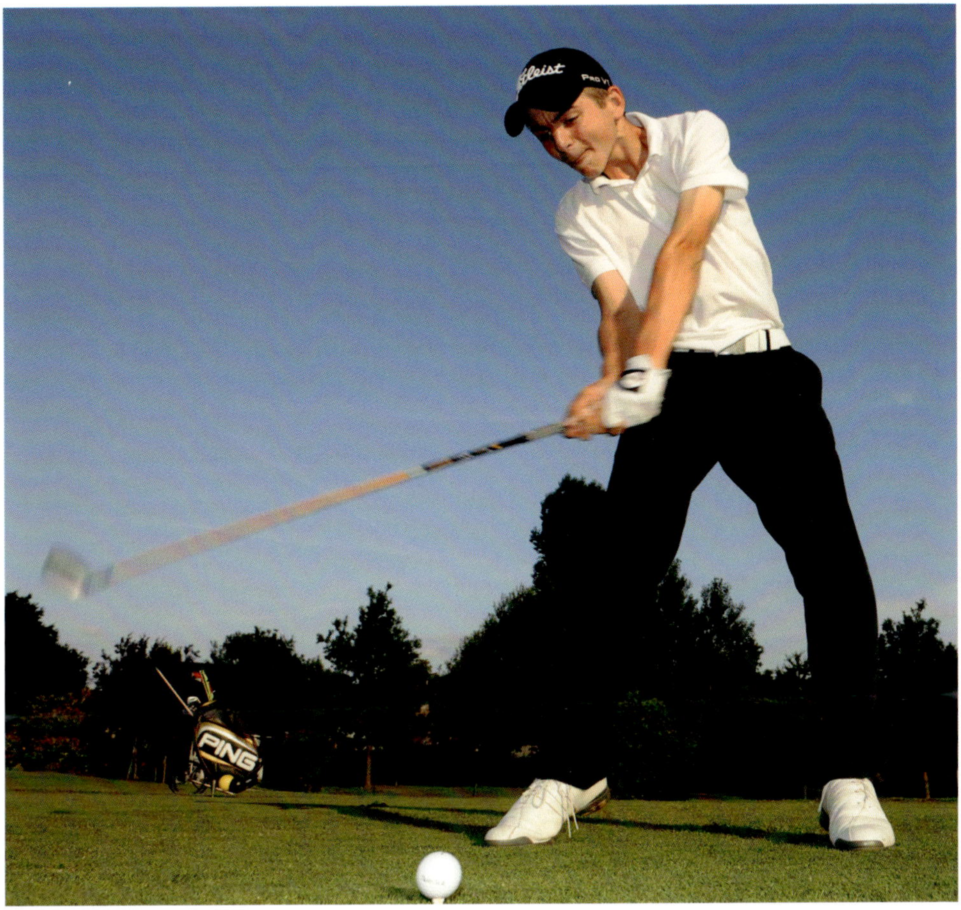

Bild 88: Golfen bei Gelenksersatz *GES-Sportfoto*

dass sich im Standbein vor allem im Kniegelenk Scherkräfte und negative Belastungen ergeben.

Folgende Punkte sollten Sie beachten:

- Ändern Sie Ihre Haltung und Schlagtechnik dahingehend, dass keine großen Rotationen auf Knie- und Hüftgelenke wirken.
- Trainieren Sie die Beweglichkeit Ihrer Brustwirbelsäule.
- Wählen Sie Schuhe mit dämpfender Sohle und Gumminoppen. Der Fuß kann sich so drehen und bleibt nicht starr im Boden stecken, was die Rotationen im Kniegelenk reduziert. Vermeiden Sie Spikes, da diese im Boden steckenbleiben können und so das Knie oder die Hüfte sich unphysiologisch verdrehen.
- Verspüren Sie während dem Spiel Schmerzen, sollten Sie vorher abbrechen und die Runde nicht mehr zu Ende spielen.

7.3.3 Sportarten mit deutlicher Belastung auf Knie- und Hüftgelenke

Belastungsreduktion im Fußball

Beachtet man einige Regeln, kann auch mit einem künstlichen Gelenk weiterhin Fußball gespielt werden. Training in einer Altherrenmannschaft ohne Zweikampfsituationen auf einem guten Rasenplatz toleriert auch ein künstliches Knie- oder Hüftgelenk. Ungeeignet ist Fußball in der Halle oder auf harten Sandplätzen.

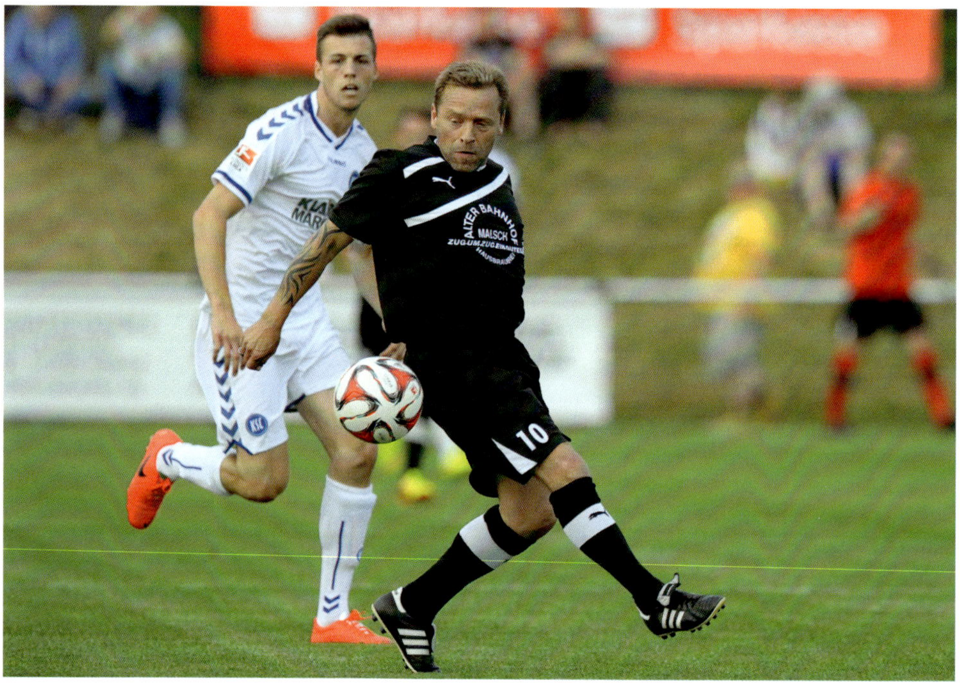

Bild 89: Fußball bei Gelenkersatz *GES-Sportfoto*

Folgende Punkte sollten Sie beachten:

- Beginnen Sie langsam und mit kürzeren Trainingseinheiten. Beobachten Sie die Reaktionen des Knie- oder Hüftgelenks. Zeigt sich keine Schwellung und haben Sie keine Schmerzen bzw. verschwinden diese spätestens am zweiten Tag, können Sie langsam steigern.
- Vermeiden Sie Zweikämpfe. Vor allem in Zweikampfsituationen kommt es zu Verletzungen der Bänder oder Sehnen in Fuß oder Knie. Solche zusätzlichen Verletzungen sollten Sie unbedingt vermeiden.
- Stopp-and-Go-Belastungen und Training auf dem Kleinfeld sind für Patienten mit künstlichen Knie- oder Hüftgelenken ungeeignet.

- Bei den Schuhen sollten Sie statt Stollen Noppen wählen. So kann sich der Fuß besser mitbewegen und bleibt nicht starr im Boden, was die Rotationen und Scherkräfte im Kniegelenk reduziert.

Belastungsreduktion im Joggen

Haben Sie Ihre Beinmuskulatur mit den in diesem Buch vorgestellten Übungen oder in einem Fitnessstudio/einer Physiotherapieeinrichtung ausreichend gekräftigt, können Sie wieder mit dem Joggen beginnen.

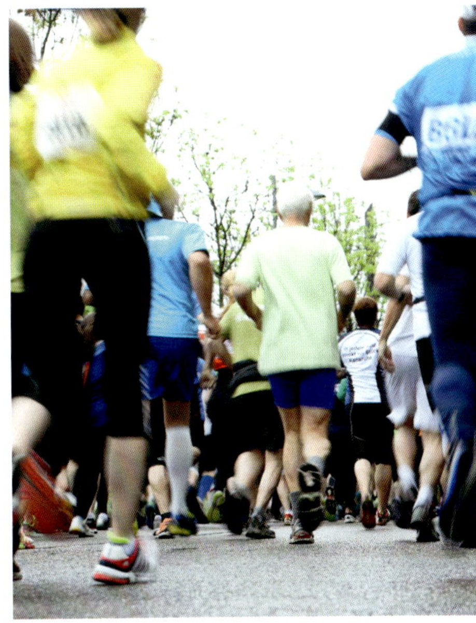

Bild 90: Joggen bei Gelenkersatz
GES-Sportfoto

Folgende Punkte sollten Sie beachten:

- Joggen Sie nicht auf Asphalt, sondern bevorzugen Sie weiche Waldböden auf einer Ebene. Vermeiden Sie Bergläufe und harten Untergrund.
- Wählen Sie zu Beginn ein langsames Tempo. Vertragen Sie dieses und zeigt sich keine Schwellung und treten keine verstärkten Schmerzen auf, kann das Tempo bei der nächsten Trainingseinheit gesteigert werden. Generell gilt, dass bei einem langsameren Tempo die Stöße beim Auftreten besser durch die Muskulatur kompensiert werden können und für Personen mit Knie- oder Hüftbeschwerden besser geeignet ist. Ein Intervalltraining mit einem Wechsel von Lauf- und Gehphasen ist zur Vermeidung von muskulärer Ermüdung sehr gut geeignet.
- Lassen Sie sich beim Schuhkauf beraten und wählen Sie ein Schuhwerk mit möglichst weicher, dicker und dämpfender Sohle, welches den Fuß gut stützt. Eine Laufbandanalyse ist eine gute Möglichkeit, Fehlbelastungen zu erkennen und das Schuhwerk und die Sohle entsprechend anzupassen.

Ski Alpin

Auch mit künstlichem Knie- oder Hüftgelenk ist alpines Skifahren möglich. Sie sollten jedoch ein geübter und sicherer Skifahrer sein und ohne großen sportlichen Ehrgeiz fahren. Meiden Sie schwieriges Gelände wie Buckelpisten und Steilhänge sowie volle Pisten. Je mehr Sie das Unfallrisiko reduzieren können, desto besser. Kürzere Ski haben bessere Dreheigenschaften und schützen damit vor Überlastung.

8 Was ich schon immer über Gelenkersatz wissen wollte

8.1 Operative Behandlungsverfahren

Die größte Entwicklung des letzten Jahrhunderts stellt in der Orthopädie die Einführung des künstlichen Gelenks dar. Menschen, die früher durch Arthrose eines Gelenks zunehmend immobiler wurden, zum Teil an den Rollstuhl gefesselt waren, bekommen durch diese Behandlungsmöglichkeit ein großes Maß an Lebensqualität zurück. Die moderne Orthopädie kommt mit minimalen Schnitten aus, was die Weichteile und das Gewebe schont und damit die Rehabilitationszeit verkürzt.

Das künstliche Gelenk sollte die letzte Behandlungsmöglichkeit darstellen. Erst nachdem alle nicht operativen Verfahren keine Verbesserungen erzielt haben, sollte die Operation mit einem künstlichen Gelenk in Betracht gezogen werden.

Ob ein künstliches Gelenk eingesetzt wird, hängt vor allem mit dem Leidensdruck zusammen. Können alltägliche Aktivitäten nicht mehr ausgeführt werden und treten die Schmerzen kontinuierlich bei Belastung, in Ruhe und in der Nacht auf, sollte man sich nach Absprache mit seinem Orthopäden für eine gelenksersetzende Operation entscheiden.

Zur Wahl der Prothese gilt folgendes zentrales Kriterium: Wählen Sie ein Implantat mit bekannten Langzeitergebnissen sowie einen Operateur, der mit genau diesem Implantat große Erfahrung hat.

Zur Wahl der Klinik gelten folgende Empfehlungen: Hören Sie auf den Rat und die Erfahrung Ihres Orthopäden oder Hausarztes sowie auf die Erfahrungen von Bekannten, bei welchen die gleiche Operation durchgeführt wurde. Im Internet können Sie sich über den Ruf und die Schwerpunkte verschiedener Kliniken informieren. Ranking-Listen, Krankenhausführer und Pressemitteilungen können Ihnen ebenfalls Auskunft über die Qualität der Krankenhäuser geben.

Künstliches Kniegelenk

Moderne Operationstechniken ersetzen den zerstörten Knorpel mit einer „Überkronung" der Gelenkflächen – ähnlich wie bei einer Zahnkrone **(Oberflächenersatz,** s. Abb. 3**)**. Die übrigen Gelenkstrukturen (Knochen, Seitenbänder, hinteres

Kreuzband) bleiben nach Möglichkeit erhalten. Diese Operationstechnik ist die häufigste Technik des Kniegelenkersatzes und ist in Endoprothetik-Kliniken ein Routineeingriff.

Bei der **Schlittenprothese** wird nur ein Teilbereich des Gelenks ersetzt, meist handelt es sich um die innere Gelenkseite. Dies bietet sich an, wenn die Arthrose nur einen Gelenkanteil zerstört hat, die Gegenseite aber nicht betroffen ist.

Weitere, nicht so häufig vorkommende, Prothesenarten sind der Ersatz des patellofemoralen Gelenks (zwischen Kniescheibe und Oberschenkelknochen). Hierbei wird nur ein Teil des Gelenks ersetzt.

Gekoppelte Prothesen sind notwendig, wenn neben dem Gelenkersatz weitere Indikationen behandelt werden müssen (wie z. B. Achsfehlstellungen oder Zerstörung oder Instabilität des Seitenbandapparates).

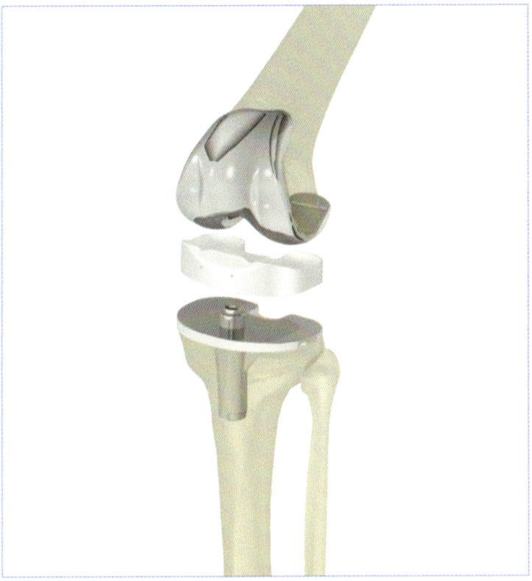

Abbildung 3: Oberflächenersatz des Kniegelenks

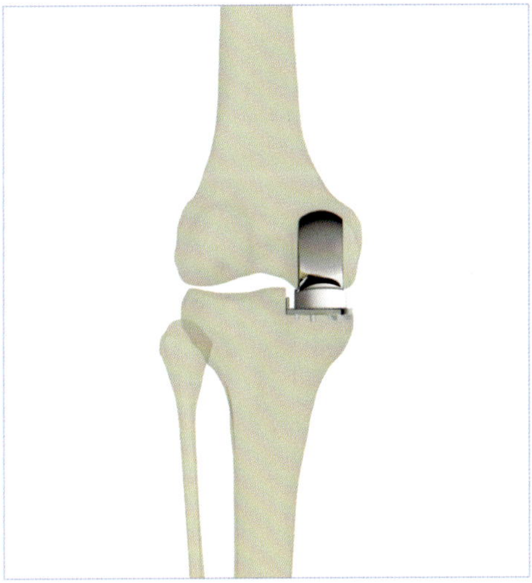

Abbildung 4: Schlittenprothese des Kniegelenks

(Bilder mit freundlicher Genehmigung der Firma Aesculap AG)

Künstliches Hüftgelenk

Das moderne Kunstgelenk der Hüfte besteht aus vier Teilen: dem Schaft, der Pfanne, einem Pfanneninnenteil („Inlay") sowie einem Kopf, durch den die Teile beweglich verbunden sind. Verschiedene Prothesentypen, Materialkombinationen und Befestigungstechniken sind im Einsatz. Meist werden Titan, Keramik und Kunststoff kombiniert (härterer Stoff für den Hüftkopf und weicheres Material für die Gelenkpfanne). Der Vorteil der Keramik besteht darin, dass der Abrieb geringer und damit die Haltbarkeit länger ist. Der Vorteil von Metall ist, dass es nicht so leicht brechen kann wie Keramik.

Bei der Operation wird zunächst der zerstörte Hüftkopf entfernt. In die Gelenkpfanne wird eine neue Hüftpfanne eingebaut, welche später knöchern einwächst. Der Prothesenschaft wird meist zementfrei im Oberschenkel verklemmt und mit einem Hüftkopf versehen. Sollte ein Verklemmen nicht möglich sein, da die Knochensubstanz durch Osteoporose oder einen Unfall nicht ausreichend stabil ist, wird die Prothese einzementiert.

Künstlicher Hüftkopf und Pfanneninneneinsatz ermöglichen ein Gleiten der Prothese wie beim natürlichen Gelenk.

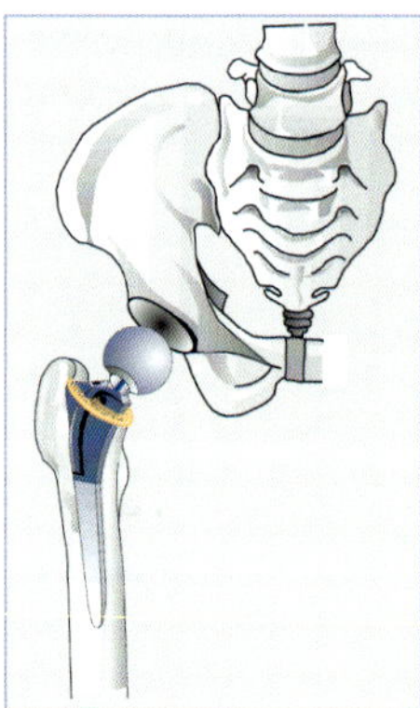

Abbildung 5 a: Entfernen des Hüftkopfes

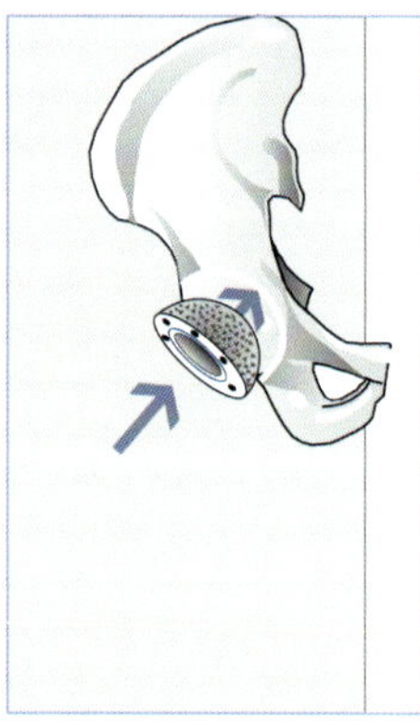

Abbildung 5 b: Einbau der neuen Gelenkpfanne

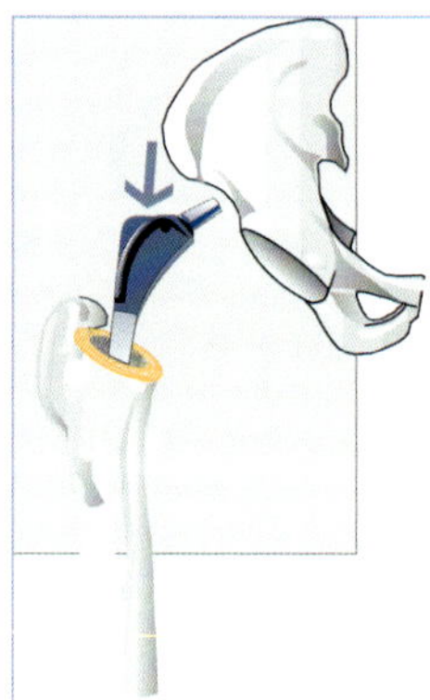

Abbildung 5 c: Implantation des Prothesenschaftes

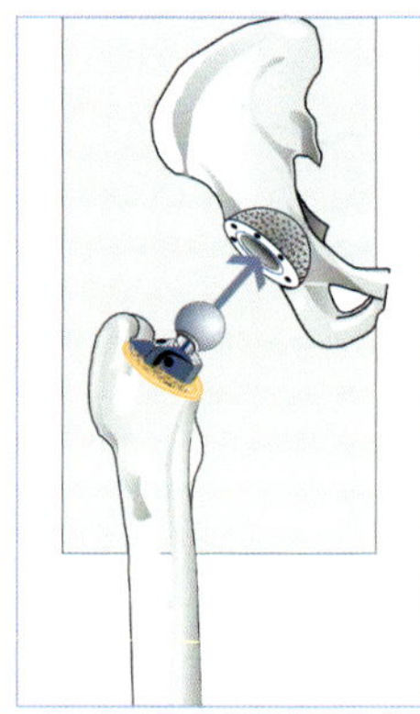

Abbildung 5 d: Aufsetzen des neuen Kopfes

(Bilder mit freundlicher Genehmigung der Firma Aesculap AG)

8.2 Vorbereitung – Fragen vor der Operation

Welche Gefahren bestehen bei einer Operation?

Der künstliche Gelenkersatz ist eine Standardoperation geworden. Über 400 000 Kunstgelenke werden jährlich in Deutschland implantiert. Die Erfahrung der Mediziner ist durch diese Routine immens gestiegen.

Prinzipiell besteht wie bei jeder Operation ein gewisses Thrombose- und Embolierisiko, dem jedoch durch eine entsprechende Blutverdünnung entgegengearbeitet wird. Besonders wichtig ist es auch, sich möglichst rasch nach der Operation zu bewegen und mobil zu werden.
Infektionen sind ein Risiko jeder Operation. Die akute Infektionsrate liegt in der Regel unter 0,5%. Sollte dennoch eine Infektion auftreten, stellt sie eine der problematischsten Komplikationen dar, da sie schwierig und häufig nur langwierig auszuheilen ist.

Kann ich die Wundheilung und den Erfolg der Operation beeinflussen?

Nikotin und Teer wirken sich negativ auf die Blutgefäße und die Durchblutung aus. Dies hat einen direkten Einfluss auf die Wundheilung. Deshalb ist es sinnvoll, das Rauchen zumindest 2 bis 4 Wochen vor und auch nach der Operation einzustellen. Körperliche Aktivität vor der Operation trägt dazu bei, dass Sie sich nach der Operation schneller erholen. Schwimmen, Gehen und leichte Kräftigungsübungen trainieren schon vor der Operation Ihre Muskulatur. Nach der Operation werden Sie so schneller wieder fit!

Was brauche ich alles für den Aufenthalt im Krankenhaus?

Neben Behandlungsunterlagen, Arztbriefen, Röntgenbildern und sonstigem Bedarf für einen Klinikaufenthalt sind folgende Hilfsmittel zu empfehlen:

- Fester, flacher Halbschuh mit Fersenhalt mit weicher Sohle
- Trainingsanzug mit weitem Beineinstieg
- Rucksack oder Umhängetasche (wenn Sie an Unterarmgehstützen gehen müssen)

Nur nach Hüftoperation:

- langer Schuhlöffel
- Strumpfanziehhilfe
- helfende Hand
- Sitzerhöhung

In welcher Klinik soll ich die Rehabilitation durchführen? Kann ich mich auch wohnortnah ambulant behandeln lassen?

Bereits im Krankenhaus entscheiden Sie sich gemeinsam mit dem Arzt für die Art der Nachbehandlung. Für ältere Patienten, die sich nur schwer selbst versorgen

können, ist ein Aufenthalt in einer stationären Einrichtung ratsam. Jüngere, aktive Patienten können durchaus eine Rehabilitationseinrichtung auswählen, die wohnortnah liegt und bei der eine ambulante Therapie angeboten wird.
Grundsätzlich sollte man sich im Vorfeld immer informieren, wie viele Anwendungen pro Tag angeboten werden. Wählen Sie eine Klinik, bei der viele Behandlungseinheiten erfolgen. Mindestens einmal am Tag sollte eine aktive Maßnahme durchgeführt werden.

Wie lange hält meine Prothese? Wann steht ein Wechsel an?

Die Haltbarkeit eines künstlichen Gelenks hängt hauptsächlich vom Prothesen-Typ und dem verwendeten Material ab. Daneben sind aber auch das Geschick und die Erfahrung des Operateurs von Bedeutung.
Studien zeigen, dass nach 10 Jahren über 90% und nach 15 Jahren über 85% der eingesetzten Prothesen weiterhin einwandfrei funktionieren und sich noch keine Lockerung zeigt.
Die bewährten Prothesen der „Premiumanbieter" an Hüft- und Kniegelenk haben fast alle ausgezeichnete Langzeitergebnisse.
Neue Prothesensysteme werden meist sehr intensiv nach ihrer Einführung in den Medien beworben. Theoretisch haben sie alle eindeutige Vorteile gegenüber den etablierten Prothesen. Ob sich diese theoretischen Vorteile dann tatsächlich in der Biologie des Menschen realisieren und ob sich im Langzeitverlauf nicht auch andere gravierende Nachteile zeigen, das kann zu diesem Zeitpunkt keiner wirklich beantworten. Deshalb ist hier ein Rat wirklich schwierig.

Kann man die Prothese mehrmals wechseln?

Die modernen Operationstechniken werden immer knochensparender. Am Kniegelenk ist der Oberflächenersatz das Standardverfahren der Wahl. Hierbei wird lediglich die Oberfläche des Gelenkes ersetzt und kaum Knochen „geopfert". Je mehr Knochen bei einer Wechseloperation vorhanden ist, umso einfacher ist die Operation und umso knochensparender kann die neue Prothese eingebracht werden.
Da es bei einer Lockerung der Prothese zu einem Knochenverlust kommen kann, ist es wichtig, die Lockerung möglichst frühzeitig zu erkennen und regelmäßige Kontrolluntersuchungen beim Orthopäden durchführen zu lassen. In der Regel sollte die Prothese alle 1–3 Jahre überprüft werden.
Bei gutem Knochenerhalt sind mehr als 3 Wechseloperationen möglich.

8.3 Nachsorge – Fragen nach der Operation

Wann kann ich wieder laufen?

Die ersten Schritte auf dem Krankenhausflur machen Sie in der Regel bereits am Tag nach der Operation. Dabei werden Sie durch Physiotherapeuten unterstützt, die Ihnen genaue Anweisungen geben. Treppensteigen wird meist zwischen dem 3. und 5. Tag begonnen. Danach werden Sie dann je nach Wetterlage auch die ersten Runden im Freien unternehmen. Nach und nach wird das Bewegungsausmaß Ihres Gelenks erweitert und mit einem gezielten Bewegungstraining Ihre Muskulatur gekräftigt.
Der weitere Fortschritt ist individuell sehr verschieden. Er hängt davon ab, wie Ihr Trainingszustand, der Kraftstatus und die Gelenkbeweglichkeit vor der Operation waren. Zusätzlich spielen das Alter und die Begleiterkrankungen eine beeinflussende Rolle beim Verlauf der Rehabilitation.
Viele Patienten haben sich über die vielen Jahre mit der Arthrose ein entlastendes Bewegungsmuster angewöhnt. Wichtig ist in der Rehabilitation, ein richtiges Gangbild und einen flüssigen Gang ohne Hinken anzugewöhnen.

Wie lange muss ich nach der Operation noch die Gehstützen benutzen? Darf ich das Bein voll belasten? Mache ich nichts „kaputt"?

In der Regel können Sie Ihr künstliches Gelenk nach der Operation voll belasten. Die Prothese ist so stabil implantiert, dass dies problemlos möglich ist.
Limitierend ist die Verletzung der gelenkumgebenden Weichteile durch die Operation. Zum Teil werden Sehnen und Muskeln genäht. Es dauert etwa 6–8 Wochen, bis sich eine völlig stabile Narbenplatte gebildet hat und die Muskulatur wieder voll funktionsfähig ist. Während dieser Phase sind Gehstützen sinnvoll – zum einen, um die noch schwache Muskulatur zu unterstützen, und zum anderen, um die Sturzgefahr zu reduzieren.

Wie lange hält die Schwellung an? Wie lange braucht ein Bluterguss, bis er abgebaut ist?

Sie sind operiert worden. Schwellung, Spannungsgefühl und kleinere Blutergüsse sind normal. Sie müssen sich deswegen nicht beunruhigen. Schwellungen brauchen mehrere Wochen, bis sie sich aufgelöst haben. Insbesondere am Kniegelenk können Restschwellungen aber auch Monate andauern. Sanfte Bewegung fördert den Abbau von Stoffwechselprodukten.

Sind die Schmerzen nach der Operation völlig weg?

Der klassische Arthroseschmerz ist nach der Operation verschwunden. Der Körper wird jedoch insgesamt eine längere Zeit brauchen (bei Knieprothesen zum Teil bis zu einem Jahr) bis die Operationsfolgen verarbeitet sind. Die durch die Operation verletzten Bereiche werden bis zu ihrer vollständigen Heilung normale Wundschmerzen verursachen.

Wann kann ich wieder duschen? Wann darf ich schwimmen?

Sobald die Operationswunde gut verheilt ist, können Sie normalen Kontakt mit Wasser haben. In der Regel ist dies nach ungefähr 14 bis 21 Tagen der Fall. Ihr betreuender Arzt wird dies meist in der Rehabilitationsklinik für Sie mit beurteilen. Ein erstes Duschen ist auch früher möglich, wenn die Wunde wasserdicht abgeklebt ist. Nach der Wundheilung wird in der Reha-Klinik meist auch das Bewegungsbad in Ihrem Trainingsprogramm eingesetzt.

8.4 Wieder zu Hause – Leben mit der Prothese

Was benötige ich zuhause für die Zeit nach der Rehabilitation?

Grundsätzlich sollten Sie Ihr häusliches Umfeld so barrierefrei wie möglich gestalten. Entfernen Sie schon im Voraus Stolperfallen wie z. B. Läufer oder Bettvorleger. Die Hilfsmittel, die Sie bereits im Krankenhaus oder in der Rehabilitation verwendet haben, helfen Ihnen auch zuhause bei bestimmten Bewegungen.
Kaufen Sie vor der Operation noch Vorräte ein (vor allem Getränke), um das Tragen von Gewichten zu vermeiden.

Muss ich nach der stationären oder ambulanten Rehabilitation zuhause weiter zum Physiotherapeuten?

Das Training von Kraft und Koordination, welches in der Rehabilitation durchgeführt wurde, hat schon Erfolge erzielt. Wichtig ist nun, dass Sie den Behandlungserfolg stabilisieren und verbleibende Defizite und Bewegungseinschränkungen weiter reduzieren. Die Physiotherapie wird meist bis drei Monate nach der Operation fortgesetzt. Im Einzelfall kann dies auch deutlich länger dauern.

Wie wichtig sind die Nachuntersuchungen nach der Operation?

Das künstliche Gelenk ermöglicht Ihnen eine neue Lebensqualität. Es ist jedoch ein mechanisches Gelenk, das gewissen Abnutzungs- und Verschleißerscheinungen unterworfen ist. Solche Abnutzungen, beginnende Lockerungen oder sonstige Probleme der Prothese gilt es frühzeitig zu erkennen. So kann die Belastung in Alltag oder Sport auf die Probleme adaptiert werden. Bei einer Lockerung muss dies zeitnah behandelt werden, da ansonsten der Knochen in Mitleidenschaft gezogen wird, was eine Wechseloperation erheblich erschweren würde.

Wann darf ich wieder Auto fahren?

Nach dem Gesetz darf man Autofahren, sobald man keine Krücken mehr benötigt, das Knie oder die Hüfte voll belastet werden kann und man sicher gehen kann. Dies ist sowohl bei Knie- als auch bei Hüftgelenkersatz nach etwa sechs Wochen der Fall. Zu Beginn sollten Sie auch als Beifahrer beachten, dass der Sitz an die Bewegungslimitierungen angepasst wird. Stellen Sie die Rückenlehne nach hinten.

Wann kann ich wieder arbeiten?

Nach sechs bis acht Wochen können alle Tätigkeiten wiederaufgenommen werden, bei denen keine großen körperlichen Belastungen gefordert sind. Optimal ist ein häufiger Wechsel zwischen Gehen, Sitzen und Stehen. Bei körperlich anstrengender Arbeit sollten Sie mit dem Wiedereinstieg bis zu 12 Wochen warten.

Berufliche Tätigkeit
Günstig sind besonders Tätigkeiten mit einem häufigen Wechsel zwischen Gehen, Stehen und Sitzen. Leichter ist es auch, wenn keine großen körperlichen Belastungen gefordert sind.
Ein mitbestimmender Faktor sind natürlich auch die individuellen Möglichkeiten an ihrem Arbeitsplatz. Vielleicht lässt es sich einrichten, dass Ihr Umfeld in den ersten Wochen Rücksicht auf Sie nimmt. Können besonders belastende Tätigkeiten zu Beginn umverteilt werden? Kann ich vielleicht zunächst meine Tätigkeit mit reduzierter Arbeitszeit aufnehmen, um so besser wieder hinein zu finden?

Individuelle Fortschritte des Gelenks
Die Genesung Ihres Gelenks hängt von einer Reihe von individuellen Faktoren ab, die nicht generalisiert auf jeden übertragen werden können. Das ist zum einen

der Zustand Ihres Gelenks vor der Operation (Muskulatur, Beweglichkeit, Trainingszustand allgemein (Kreislauf, etc.), zum anderen der Schwierigkeitsgrad der Operation.
Meist findet die Aufnahme der beruflichen Tätigkeit zwischen der 6. und 12. Woche nach der Operation statt.

Kann ich mit einer Knie- oder Hüftprothese in die Sauna?

Die Wundheilung ist in der Regel nach 21 Tagen abgeschlossen. Der Genesungsprozess der gelenkumgreifenden Weichteile dauert jedoch viel länger: meist 3 bis 6 Monate, zum Teil auch ein Jahr. Während dieser Phase reagiert das Gelenk auf unterschiedliche äußere Reize wie z. B. Überbelastung, Wärme, etc. mit Überwärmung, Schwellung und letzten Endes auch Schmerz. In dieser Phase ist deshalb von Saunabesuchen abzuraten. Besser für das operierte Gelenk ist Kühlung.

Darf ich mit meinem künstlichen Gelenk fliegen?

Bei Flugreisen, besonders in der Phase der Heilung, können die Druckveränderungen sowie das lange Sitzen Probleme verursachen. Je nach Empfindlichkeit der Metalldetektoren können diese am Flughafen auf Ihr künstliches Gelenk ansprechen und einen Alarm auslösen.
Zeigen Sie am Flughafen den von der Klinik ausgestellten Endoprothesenpass vor dem Gang durch die Sicherheitskontrolle vor. Dieser beinhaltet alle Daten über Operation und Implantate.

Was ist bei bakteriellen Infektionen zu beachten?

Wenn Bakterien über die Blutbahn in den Körperkreislauf gelangen, können diese mit der Prothese in Kontakt kommen. Ist ein künstliches Gelenk mit Keimen oder Bakterien infiziert, kommt es zu einem Knochenabbau im umliegenden Gewebe und zu einer frühzeitigen Lockerung der Prothese. Eine Wechseloperation der Prothese ist dann unabdingbar.
Prothesenträger sollten deshalb auf strenge Hygiene achten und sich bei Infekten, Infektionen, Zahn- oder Kieferbehandlungen eng durch einen Arzt betreuen lassen. Selbst bei leichten Verletzungen bei der Gartenarbeit können Bakterien in den Körper gelangen und über das Blut zur Prothese verschleppt werden. Eine Antibiotikaprophylaxe oder -therapie kann in diesen Fällen sinnvoll sein.

8.5 Rolle der Ernährung

Die Ernährung spielt beim Gewichtsmanagement sowie bei der Wundheilung eine große Rolle und sollte nicht außer Acht gelassen werden.

Jedes zusätzliche Kilogramm stellt eine Belastung für unseren Körper und die Gelenke dar. Bei bestehendem Übergewicht sollte eine Gewichtsreduktion daher schon vor der Operation angestrebt werden. Ernähren Sie sich hauptsächlich von kalorienarmen und nährstoffreichen Lebensmitteln wie Gemüse, Salat und Obst, ergänzt durch Vollkornprodukte, Nüsse, fettarme tierische Produkte wie Milchprodukte und Fleisch sowie Fisch. Versuchen Sie, möglichst viel Wasser zu trinken (2 Liter am Tag).

Eine optimale Ernährung und ausreichende Zufuhr von Vitaminen unterstützen zudem den Heilungsprozess. Wichtig ist, auf Nahrungsmittel zu verzichten, welche Entzündungsprozesse im Körper fördern und eine Heilung verlangsamen.

Auf Weißmehlprodukte, Zucker, fettreiche, tierische Produkte sowie Alkohol sollte man nach der Operation verzichten. Diese Nahrungsmittel fördern die Übersäuerung des Körpers, setzen freie Radikale frei und fördern somit Entzündungen.

Stellen Sie Ihre Ernährung bereits vor der Operation um und achten Sie auf eine ausreichende Zufuhr von Gemüse, Salat und Obst sowie Wasser. Hochwertiges Eiweiß aus Fisch, fettarmen Fleischsorten und Hülsenfrüchten fördert die Regeneration und die Wundheilung und wird besonders zu Beginn der Heilungsphase vom Körper benötigt. Vollkornprodukte und hochwertige Öle (Olivenöl, Rapsöl, Walnussöl, Leinöl, Nüsse, Samen) runden die optimale Ernährung ab.

9 Literatur

Berth, A., Urbach, D. & Awiszus, F. (2002). Improvement of Voluntary Quadriceps Muscle Activation After Total Knee Arthroplasty. *Arch Phys Med Rehabil, 83,* 1432–1436.

Bohnsack, M. (2015). Sport mit Endoprothese: da geht viel, aber nicht alles. *Orthopädie und Traumatologie, 18* (4), 26–29.

Buchbauer, J. & Kling, M. (2007). *Fit ab 50+: Fitness ist keine Frage des Alters.* Schorndorf: Hofmann.

BVMed-Medienservice 2015.

Cassel, M., Brecht, P., Günther, K.-P. & Mayer, F. (2017). Endoprothesen und Sport. *Deutsche Zeitschrift für Sportmedizin, 68* (2), 38–42.

Diemer, F. & Sutor, V. (2007). *Praxis der medizinischen Trainingstherapie I: Lendenwirbelsäule, Sakroilliakalgelenk und untere Extremität.* Stuttgart: Thieme.

EPRD. Statusbericht 2014.

Franke, H., Berg, A., Halle, M., Mayer, F., Nowacki, P., Predel, G., Schramm, Th., Zerbes, H. & Zimmer, P. (2006). Bewegung und Sport mit Endoprothese. *Deutsche Zeitschrift für Sportmedizin, 57* (7/8), VII–VIII.

Healy, W. L., Iorio, R., Lemos, M. J. (2001). Athletic Activity after Joint Replacement. *The American Journal of Sports Medicine, 29* (3), 377–387.

Hepperger, C., Herbst, E., Hoser, C., Gföller, P., Abermann, E., Fischer, F. & Fink, C. (2016). Veränderung der Sportaktivität nach Knieendoprothese – eine prospektive Studie. Abstracts. *Sports Orthopädie und Traumatologie, 32,* 191–219.

Niederle, P. & Knahr, P. (2006). Sport nach Hüft- und Knietotalendoprothese. *Wiener Medizinische Wochenschrift, 157,* 1–2, 2–6.

Sell, S., Wittelsberger, R., Wiemann, S., Heeger, I. & Bös, K. (2016). *Hausaufgaben für Patienten mit Arthrose, Bd. 1.* Schorndorf: Hofmann.

Simmel, S., Hörterer, H. & Horstmann, T. (2008). Sport nach Hüft-Totalendoprothese – Expertenmeinung versus Patientenrealität. *Deutsche Zeitschrift für Sportmedizin, 59* (11), 268–272.

Suckel, A. & Best, R. (2006). Der Golfsport mit Hüft- und Knietotalendoprothesen. *Sportverletzungen Sportschaden, 20,* 127–131.

Thorey, F. (2016). Rückkehr zum Sport nach Hüftendoprothese. *OUP, 6,* 348–352.